介入诊疗 700 问

主　编

林汉英　毛燕君

副主编

马小桔　陈晓玲　刘春梓　赵　岚

编著者

葛爱莉　张晓红　辜丽梅　李建辉　张帅帅
于燕波　沙花艳　邸成业　孙世伟　刘方义
李　燕　葛雪燕　李冠海　张　蓉　张明德
姚智强　独建库　杨金炜　刘智文　张　峥

金盾出版社

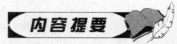

内容提要

　　介人诊疗是近年来迅速发展起来的高科技诊疗手段,已在临床上被广泛应用,由于知识更新快,患者往往存在许多疑虑。为此,作者将临床上常遇到的患者提出的各种疑问予以疏理,归纳,以问答形式,编成本书。书中介绍了常用介人诊疗技术和一些与介人诊疗技术相关的知识,以及介人诊疗后患者的康复指导,介人诊疗患者的饮食营养,介人诊疗患者的心理调适和临床护理等医学知识,对于患者希望解答的问题给予了科学和具体的指导。

图书在版编目(CIP)数据

　　介人诊疗 700 问/林汉英,毛燕君主编 . — 北京 ：金盾出版社,2016.7(2018.4 重印)
　　ISBN 978-7-5186-0783-9

　　Ⅰ.①介…　Ⅱ.①林…②毛…　Ⅲ.①介入性治疗　Ⅳ.①R459.9

　　中国版本图书馆 CIP 数据核字(2016)第 032198 号

金盾出版社出版、总发行
北京市太平路 5 号(地铁万寿路站往南)
邮政编码:100036　电话:68214039　83219215
传真:68276683　网址:www.jdcbs.cn
北京军迪印刷有限责任公司印刷、装订
各地新华书店经销
开本:850×1168 1/32　印张:7　字数:150 千字
2018 年 4 月第 1 版第 2 次印刷
印数:3 001～6 000 册　定价:21.00 元

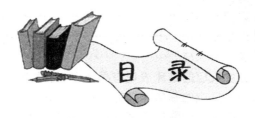

第一章 概 论

第二章　神经系统疾病的介入诊疗

第三章　心脏及血管疾病介入诊疗

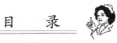

第四章 肿瘤介入诊疗

第五章　外周血管疾病介入诊疗

第六章　非血管疾病介入诊疗

第七章　超声引导下介入治疗

第八章　介入诊疗患者的心理护理

第一章 概 论

1. 什么是介入诊疗

介入诊疗学又称介入放射学,是近年迅速发展起来的一门融影像诊断学和临床诊断学于一体的学科,也是利用现代高科技手段进行的一种微创诊疗。它不同于内科的"吃药打针",也不同于传统外科的"开刀手术",而是在医学影像设备(血管造影机、透视机、CT、MRI 和 B 超等)的导引下,通过微小的创口(米粒大小)将特定的精密器械(如导管、导丝、球囊、支架等)导入人体病变部位,进行"体外操作、体内诊疗"的临床学科。

2. 介入诊疗有哪些优点

介入诊疗特别适用于内科药物诊疗难以奏效,而又不能、不宜或不愿接受外科手术诊疗的患者。近二三十年来,介入诊疗学发展迅速,和内科、外科学一道成为临床三大支柱性学科。

介入诊疗的特点是:简便、安全、有效、微创、康复时间短和并发症少。在一定程度上,介入诊疗等于不用开刀的手术。介入诊疗相对于传统的外科手术,优点在于:

(1)无须开刀,一般只需要局部麻醉而非全身麻醉,从而降低了危险性。

(2)损伤小、恢复快、效果好,对身体的干扰不大,在最大程度上保护正常器官。

(3)对于目前尚无根治方法的恶性肿瘤,介入诊疗能够尽量把药物局限在病变的部位,而减少对身体和其他器官的不良反应。

正由于以上诸多优点,许多介入诊疗方法成了某些疾病(例如:肝癌、肺癌、布-加综合征、动脉瘤、血管畸形、子宫肌瘤等)最主要的诊疗方法之一。目前,介入诊疗已经成为现代临床诊疗的重要手段。

3. 介入手术如何操作

以外周肝动脉造影为例,包括选择性造影和超选择性造影。

(1)消毒穿刺点周围。

(2)经股动脉用 Salinger 法穿刺,也可经肱动脉或桡动脉入路。

(3)穿刺后,通过导丝植入动脉鞘。

(4)根据解剖情况不同选择不同的导管插入。

(5)到位后,接上高压注射器后开始注射造影。

4. 介入诊疗范围有哪些

(1)神经系统介入:颅内动脉瘤、颅内动静脉畸形(AVM)、颈动脉海绵窦瘘(CCF)、硬脑膜动静脉瘘(DAVF)、脑动脉狭窄、急性脑梗死等。

(2)心脏及大血管介入:冠心病,先天性心脏病,急性心肌梗死,胸、腹主动脉瘤等。

(3)肿瘤疾病介入:①恶性肿瘤。肝癌、肺癌、肾癌、贲门癌、盆腔肿瘤、直肠癌、骨肿瘤。②良性肿瘤。肝血管瘤、肝肾囊肿、子宫肌瘤等。

(4)外周血管介入:各种原因引起的血管狭窄、闭塞、动脉瘤、动静脉瘘及血管瘤、静脉血栓、布-加综合征等。

(5)非血管介入:①骨关节疾病。股骨头缺血性坏死,椎体血管瘤,椎体转移性肿瘤,骨质疏松等引起的椎体压缩骨折。②其他。输卵管不通所致的不孕症,外科术后所致的吻合口瘢痕狭窄,各种脓肿,脾功能亢进等。③肿瘤所致的腔道狭窄。良恶性食管、气管狭窄及食管瘘,恶性肠道狭窄,良恶性胆管梗阻(梗阻性黄疸),前列腺癌所致的尿道狭窄。

5. 介入诊疗使用的器械有哪些

(1)穿刺针:见图1。

(2)导管鞘:见图2。

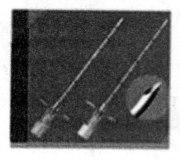

图1 穿刺针

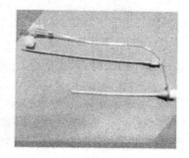

图2 导管鞘

(3)导管:见图3。

(4)导丝:见图4。

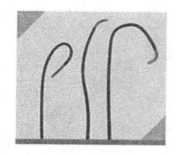

图3 导管

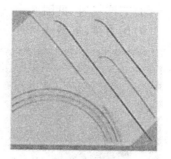

图4 导丝

(5)高压连接管:见图5。

(6)Y型连接器:见图6。

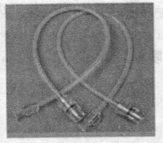

图5 高压连接管

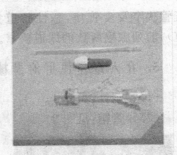

图6 Y型连接器

(7)环柄注射器:见图7。

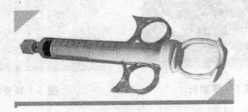

图7 环柄注射器

(8)三连三通:见图8。

(9)压力泵:见图9。

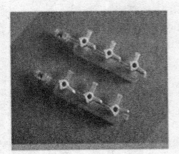

图8 三连三通

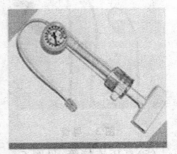

图9 压力泵

(10)球囊扩张导管:见图10。

（11）支架：见图 11。

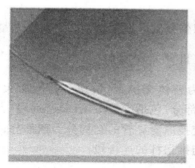
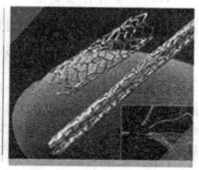

图 10　球囊扩张导管　　　　　　图 11　支架

6. 穿刺针有什么功能

穿刺针的主要功能在于建立通道后，通过导丝导入各种导管进行下一步操作，或直接经建立的通道采取病理组织、抽吸内容物、注入药物等。

7. 导管有什么功能

根据使用目的，可分为造影导管、指引导管、球囊扩张导管等，分别用于造影、治疗、扩张狭窄管腔。

8. 导丝有什么功能

引导、支持、交换导管，开通部分腔道。

9. 导管鞘有什么功能

导管鞘是为了避免导管反复出入组织，或避免管壁对局部造成损伤，尤其在经血管时，为避免损伤血管壁而使用的一种器材。

10. 支架有什么功能

支架可用于支撑狭窄管腔,以恢复管腔畅通功能。

11. 球囊扩张导管有什么功能

目前,常用球囊导管基本分为整体交换型、快速交换型两大类。整体交换型的结构分为三大部分,包括导管尖端(导管远端)、球囊、推送杆(导管近端)。快速交换球囊导管的结构分为四部分,除上述三大部分外,还包括球囊与推送杆的连接段。

12. Y型连接器有什么功能

在导入球囊导管和换导丝时,Y型连接器可用来减少血液回流,无论球囊导管是否是在血管内,Y型连接器都可用来注射造影剂和监测压力,也可指引导管通过。

13. 压力泵有什么功能

压力泵用来给球囊充液,在充液时进行压力的测定和监视。表上标明 PSI(磅/平方寸)或 ATM(大气压),或为两者。

14. 环柄注射器有什么功能

环柄注射器也称三环注射器,用于注射造影剂使冠状动脉显影。

15. 三连三通有什么功能

是可连接高压连接管、Y接头、环柄注射器的多通道器械。

16. 高压连接管有什么功能

高压连接管主要是在做造影时连接高压注射器与造影管的,

耐压1200磅/平方寸。它可作为建立指引导丝进入Y接头的通道。

17. 介入器械怎样连接

介入器械的连接,如图12所示。

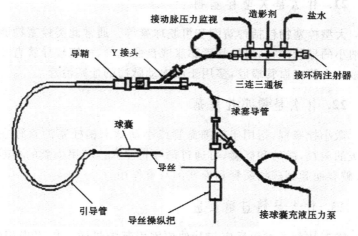

图12 介入器械连接示意图

18. 介入诊疗常用的栓塞剂或栓塞材料有哪些

用于经导管注入并达到血管栓塞的材料称为栓塞物,一般也可以称为栓塞剂或栓塞材料。常用的有:海绵状栓塞剂,液态栓塞剂,大型栓塞物,微小栓塞剂。

19. 什么是海绵状栓塞剂

海绵状栓塞剂包括吸收性明胶海绵和泡沫聚乙烯醇。此类栓塞物具有可压缩性,被压缩后能通过直径较小的导管,到血管后再膨胀复原,完成栓塞。

20. 什么是液态栓塞剂

液态栓塞剂包括无水乙醇、医用胶、碘油等。这类物质共同的特点是易通过导管甚至微导管注入。

21. 什么是大型栓塞物

大型栓塞物包括弹簧圈和可脱球囊等。通常此类栓塞物能通过细小的导管内径,出导管后膨胀或盘曲成形,栓塞较导管直径大得多的血管或血管瘤腔,多用于颅内动脉瘤的栓塞治疗。

22. 什么是微小栓塞剂

微小栓塞剂,指用于毛细血管或小动脉末梢栓塞的直径在微米级的微粒,微球和微囊,可通过微导管注入。利用微囊的不断溶解、破裂而起到药物缓释和栓塞的双重作用。

23. 什么是碘过敏反应

碘对比剂的过敏反应与其他原因引起的过敏反应表现相似。可分轻、中、重度三种反应。

24. 碘过敏轻度反应的临床表现有哪些,如何处理

轻度反应,包括面色潮红,皮肤瘙痒,局部少量荨麻疹。多属于自限性反应,一般不需处理或给予口服抗组胺的药物,如氯苯那敏。但一定要对患者进行观察,以除外可能发生的延迟性过敏反应。

25. 碘过敏中度反应的临床表现有哪些,如何处理

中度反应,包括心慌、头痛、腹痛,广泛的荨麻疹,颜面部及球结膜水肿,支气管痉挛引起的哮喘,喉水肿引起的呼吸困难等,多

不会危及生命,但需要处理。可给予地塞米松5～10毫克,肌内注射,配合抗组胺的药物予以口服。并密切观察患者病情变化。

26. 碘过敏重度反应的临床表现有哪些,如何处理

重度反应主要为过敏性休克的表现,可有血压下降、神志淡漠、脉搏细速、面色苍白、出冷汗、二便失禁。如未及时救治可出现昏迷、支气管痉挛、呼吸困难等,可危及生命,须立即救治。救治的原则同过敏性休克,治疗以对症为主,即扩容、升血压、抗过敏,发现患者血压下降后,应立即给予肾上腺素0.5～1毫克皮下注射,并静脉缓慢注射10毫克地塞米松。同时立即与急诊科、麻醉科联系配合抢救。

第二章　神经系统疾病介入诊疗

一、颅内动脉瘤介入诊疗

27. 什么是颅内动脉瘤

颅内动脉瘤是一种高发的疾病,它的形成源于多种因素造成动脉壁结构的改变以及血流动力学的作用(图 13)。多数颅内动脉瘤在未破裂出血前无明显症状,一旦破裂出血,就会造成蛛网膜下腔出血或颅内血肿,有非常高的死亡率及致残率。少数患者可能有占位性压迫症状,根据动脉瘤的大小、部位不同而出现的占位表现也不同。例如,后交通动脉瘤多造成动眼神经麻痹,眼睑下垂等。

动脉瘤在颅内动脉血管上囊性膨大,破裂后会引起脑出血。

28. 颅内动脉瘤诊断要点是什么

对于颅内动脉瘤的诊断,可应用多种影像学检查,包括增强CT、CT 血管造影、磁共振血管造影及数字减影血管造影等。对于动脉瘤破裂引起的蛛网膜下腔出血或颅内血肿,主要靠 CT 诊断;而脑血管造影是公认的确诊颅内动脉瘤的金标准。

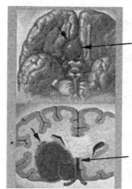

未破裂出血动脉瘤

破裂出血动脉瘤

图13 颅内动脉瘤示意图

29. 颅内动脉瘤必须治疗吗

对于颅内动脉瘤有一种说法非常恰当,那就是它如同一枚不定时的炸弹,一旦破裂,就会要命。因此,一旦确诊颅内动脉瘤,患者就要尽早诊疗。同时注意控制血压、情绪平稳、防止便秘。

30. 颅内动脉瘤的主要治疗方法有哪些

目前的诊疗方法主要为开颅夹闭手术或血管内介入栓塞治疗。栓塞诊疗包括动脉瘤瘤腔栓塞术和载瘤动脉闭塞减压术。

31. 颅内动脉瘤的栓塞治疗采用什么材料

栓塞动脉瘤腔现在均采用铂金丝微弹簧圈,对特殊的动脉瘤,如宽颈动脉瘤、梭形动脉瘤或夹层动脉瘤,最近采用血管内支架植入加微弹簧圈瘤腔栓塞治疗。应根据不同部位、动脉瘤的大小、瘤颈与瘤体之比、载瘤动脉的情况等,采用不同的栓塞材料和不同的栓塞方法。

6. 颅内动脉瘤的好发部位在哪里

颅内动脉瘤的好发部位如下(图14)。

(1)前交通动脉瘤。

(2)颈内动脉-后交通动脉瘤。

(3)中动脉动脉瘤。

(4)颈内动脉分叉部动脉瘤。

(5)基底动脉顶端动脉瘤。

(6)椎动脉-小脑后下动脉动脉瘤。

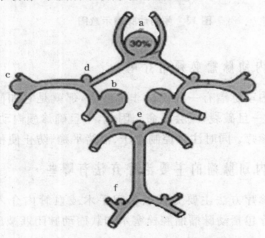

图14 颅内动脉瘤的好发部位

注:a 前交通动脉瘤,b 颈内动脉-后交通动脉瘤,c 中动脉动脉瘤,d 颈内动脉分叉部动脉瘤,e 基底动脉顶端动脉瘤,f 椎动脉-小脑后下动脉动脉瘤。

33. 颅内动脉瘤的治疗原则是什么

手术诊疗需要开颅,有些部位的动脉瘤及宽颈的动脉瘤夹闭则不适宜手术,而血管内栓塞诊疗可用于颅内不同部位的动脉瘤。但由于栓塞材料较贵,患者往往花费较大。因此,应根据动脉瘤本身的情况及患者经济承受能力慎重选择诊疗方法。但有个原则,就是早诊早治。

34. 什么是脑血管造影

脑血管造影检查是将含碘造影剂通过导管注入血管内,使脑血管显影(图15),通过 DSA 机快速连续摄片和相片处理清晰显示脑血管的形态以诊断脑血管疾病的方法。是现代最先进的脑血管诊疗方法,是脑血管疾病诊断的金标准。

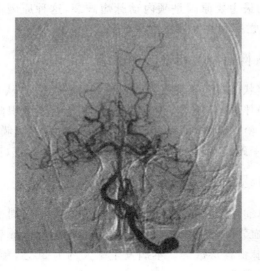

图 15 脑血管造影

35. 颅内动脉瘤血管内栓塞治疗如何选择麻醉方法

颅内动脉瘤的血管内栓塞治疗应该在气管插管、全麻下进行,尽管栓塞治疗对于患者的干扰非常小,但是全麻可以保证图像的清晰和准确,手术中医生能够专心致志地进行操作,更重要的是,当出现动脉瘤术中破裂、弹簧圈移位或血栓形成等意外情况时,医生可以从容地进行处理,不会因为患者的躁动和不配合而延误抢救。国外也有学者尝试局麻下栓塞动脉瘤,但尚未在临床上广泛推广。

36. 什么是非创伤性蛛网膜下腔出血

非创伤性蛛网膜下腔出血是一种神经科急症,其特征为血液外溢到中枢神经系统表面充满脑脊液的腔隙中。非创伤性蛛网膜下腔出血的最主要原因是颅内动脉瘤破裂,这种原因占全部病例的80%,死亡率和并发症发生率很高。

37. 蛛网膜下腔出血如何诊断

典型症状表现包括突发严重头痛(通常描述为"从未有过的最严重头痛")伴恶心、呕吐、颈痛、畏光,伴或不伴意识障碍。结合CT 和 CSF 检查,体检可能显示视网膜出血、假性脑膜炎、颈部抵抗(俗称脖子硬)、意识水平减弱和局部神经系统体征(图16)。

38. 什么是非动脉瘤性蛛网膜下腔出血

非动脉瘤性蛛网膜下腔出血,包括孤立性中脑周围蛛网膜下腔出血、脑血管畸形、脑底异常血管网病(Moyamoya 病)、动脉夹层、颅内静脉血栓形成等。本病发生率大约为20%,预后较好,神经系统并发症不常见。

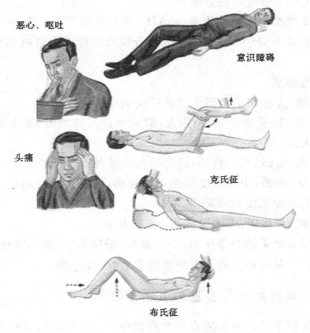

恶心、呕吐

意识障碍

头痛

克氏征

布氏征

图16 蛛网膜下腔出血临床典型症状

39. 怎么评估蛛网膜下腔出血

有多种分级系统被用来评估蛛网膜下腔出血的最初临床和放射学特征。两种最广泛使用的临床评分量表是 Hunt 和 Hess 及世界神经外科医师联盟的评分量表。当前更多使用后者,因为该量表基于格拉斯哥昏迷量表(一种评估意识状态水平的非常可靠方法)的总评分和是否存在局灶性神经系统体征。得分越高,预后越差。最初头部 CT 扫描时观察到的出血量很容易评估。蛛网膜下腔血凝块稠密和双侧脑室出血都是转归不良的预测因素,可以在头部 CT 上很可靠地分级。

原发性蛛网膜下腔出血（SAH）一般采用 Hunt-Hess 分级法对动脉瘤性 SAH 的临床状态进行分级以选择手术时机和判断预后。

分类标准

Ⅰ级：无症状或轻微头痛及轻度颈强直。

Ⅱ级：中-重度头痛，颈强直，除有颅神经麻痹外，无其他神经功能缺失。

Ⅲ级：嗜睡，意识模糊，或轻微的灶性神经功能缺失。

Ⅳ级：木僵，中或重度偏侧不全麻痹，可能有早期的去大脑强直及自主神经系统功能障碍。

Ⅴ级：深昏迷，去大脑强直，濒死状态。

若伴有严重的全身疾患，如高血压、糖尿病、严重动脉硬化、慢性肺病及动脉造影上有严重血管痉挛者，要加一级。

40. 蛛网膜下腔出血的发病率高吗

蛛网膜下腔出血在所有新发病例中占 2%～5%，该病的发病率在过去 30 年中一直保持稳定，虽然各地区的发病率各不相同，但全世界的总发病率大约为 2.0/10 万人年。发病率随着年龄增大而升高，平均发病年龄为 55 岁。女性的发病危险为男性的 1.6 倍。

41. 蛛网膜下腔出血的病死率高吗

蛛网膜下腔出血的平均病死率高，大约 1/3 生存者需要终身治疗，大多数死亡发生在发病后 2 周内，10% 发生在病人就诊前。

42. 蛛网膜下腔出血会有后遗症状吗

有 25% 或多达 46% 的蛛网膜下腔出血生存者，可能有远期认知功能障碍,病人的功能状态和生活质量受到影响。

43. 蛛网膜下腔出血的危险因素有哪些

主要危险因素包括吸烟,高血压,使用可卡因和大量饮酒。

44. 蛛网膜下腔出血会遗传吗

一级亲属患有蛛网膜下腔出血家族史的病人有较高发病危险,破裂的危险取决于动脉瘤的大小和生长部位。

45. 蛛网膜下腔动脉瘤做外科手术好吗

蛛网膜下腔动脉瘤临床试验(ISAT)对动脉瘤破裂病人进行了一项前瞻性试验,这些病人被认为同时适合血管内弹簧圈技术或显微外科夹闭。研究者发现,对于该特殊亚组病人,接受血管内弹簧圈技术治疗者比手术夹闭者有更多病人有较好的转归。接受血管内弹簧圈技术治疗者的癫痫风险显著较低,但再出血的危险较高。

ISAT 是一项确认血管内弹簧圈技术有效的标志性研究。但是,许多动脉瘤不是同时适合显微外科夹闭或血管内弹簧圈技术。对于单个病例而言,多种因素如病人的年龄和总体病情以及动脉瘤的部位、形态及与附近血管的关系,都需要进行分析,以确定采用最合适的治疗。总体上,老年患者较合适,一般情况很差的病人通常也更适合于血管内弹簧圈技术。椎基底循环的动脉瘤或颅底深部的动脉瘤(大脑后动脉动脉瘤),可能采用血管内方法更容易到达。伴有大范围脑实质血肿的动脉瘤和有起源于基底部或穿隆部的正常血管分支的动脉瘤,都更适合于手术夹闭。另外,对于引起局部占位效应的动脉瘤,手术治疗可能更有效。由于在确定每例病人的最合适治疗时需要对病人的各种特殊因素和动脉瘤类型进行复杂分析,建议由在神经血管外科、血管内技术和神经系统重

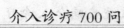

症监护方面有丰富经验的从业人员进行检查（图 17、18、19）。

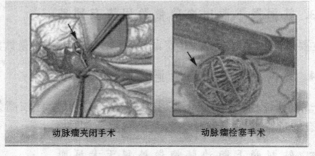

动脉瘤夹闭手术   动脉瘤栓塞手术

图 17 动脉瘤治疗方法示意图

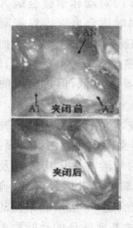

图 18 动脉瘤夹闭手术前后对照   图 19 动脉瘤栓塞手术前后对照

46. 弹簧圈栓塞颅内动脉瘤的手术过程是怎样的

弹簧圈由铂金丝制成，可附在传送导丝上。一旦到达动脉瘤内的合适位置，弹簧圈脱离导丝。经常将多个不同长度和直径的弹簧圈填充在动脉瘤中,将动脉瘤隔绝于载瘤动脉的血循环之外,从而达到防止动脉瘤再破裂的目的(图20)。

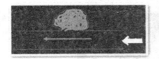
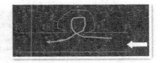

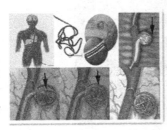
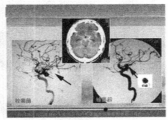

图20 弹簧圈栓塞颅内动脉瘤

47. 颅内动脉瘤血管内栓塞的常见并发症有哪些

尽管与动脉瘤本身的危险性相比,血管内栓塞颅内动脉瘤相对比较安全,但仍具有一定的风险。常见并发症为:正常血管闭塞、血栓栓塞和动脉瘤破裂引起再出血、血管痉挛脑缺血、动脉瘤再生长,填塞过度等。

下面和大家分析两个病历。

【病历1】 患者张现超,男,52岁,主诉因突发头痛2天,小便失禁1天急诊入院。2天前无明显诱因突然出现头痛,头痛剧烈,呈前额部胀痛,不向他处放射,难以忍受,恶心呕吐,到偃师市中医院就诊,行头颅CT检查提示蛛网膜下腔出血(图21),因病情重,未行特殊治疗转入河南科技大学第一附属医院。后因住院治疗效果差,为进一步治疗转入我院。住院期间,行头颅CTA检查,提示右侧大脑中动脉巨大动脉瘤(图 22)。

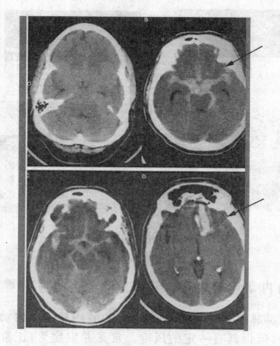

图 21　CT 示蛛网膜下腔出血

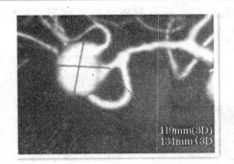

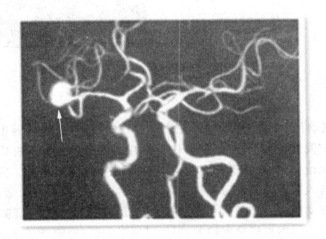

图 22　手术前头颅 CTA 检查

　　患者入院后进行了全科病历讨论并完善术前准备,在全麻下行动脉瘤夹闭手术,手术顺利,术后患者恢复好,第三日下地活动,术后半月患者痊愈出院。近日复查脑血管造影（图23）提示动脉瘤夹闭完全，颅内血管未见明显异常。

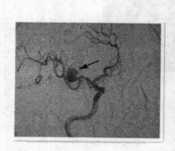

(1)术前脑血管造影

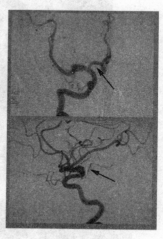

(2)术后脑血管造影

图23　脑动脉瘤夹闭术后脑血管造影

【病历2】　该患者以最先表现为视物不清、头昏。因患者女儿为该院医务人员，所以就近住院治疗。住院期间患者头昏症状无明显改善，且症状进行性加重，并在病房发生晕厥情况。因病情复杂转入我院。入院后进行查房并全科病历讨论，明确诊断：①颅内多发动脉瘤。②颅内多发脑梗死。③高血压病3级，极高危险组。患者颅内血管情况较差，但经过周密分析，确定患者目前症状为脑缺血症状，并给予积极药物治疗。入院第二日，患者头昏、视物模糊症状改善。因患者颅内还存在多发动脉瘤情况（图24），为尽早解决患者颅内的"不定时炸弹"，完善检查后于近日行颅内多发动脉瘤支架辅助弹簧圈介入栓塞术。手术共进行2个小时，术后当日患者清醒，无明显功能障碍，术后第五天办理出院（图25）。

患者目前已恢复正常生活。

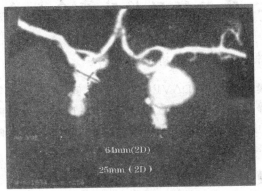

图 24　颅内多发瘤术前 CTA 检查

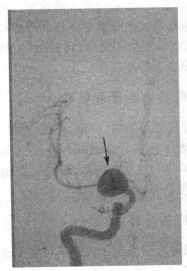

术前

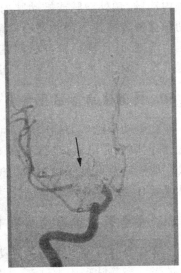

术后

图 25　颅内多发瘤手术前后 DSA 检查

二、硬脑膜动静脉瘘介入诊疗

48. 什么是硬脑膜动静脉瘘

硬脑膜动静脉瘘（DAVF）是海绵窦、侧窦、矢状窦等硬膜窦及其附近动静脉间的异常交通，为颅内外供血动脉与颅内静脉窦沟通，多见于成年人，发生在硬脑膜的动静脉分流，其供血动脉为颈动脉，颈外动脉或椎动脉的脑膜支，血液分流入静脉窦。

49. 硬脑膜动静脉瘘有哪些病理改变

硬脑膜动静脉瘘是发生在硬脑膜的动静脉分流，其供血动脉为颈内动脉、颈外动脉或椎动脉的脑膜支，血液分流入静脉窦。由于动脉血液直接流入静脉窦而导致静脉窦内血液动脉化及静脉窦内压力增高，从而使得脑静脉回流障碍甚至逆流，出现脑水肿、颅内压增高、脑代谢障碍、血管破裂出血等病理改变。

50. 硬脑膜动静脉瘘常见的临床表现有哪些

硬脑膜动静脉瘘的临床症状可表现为头痛、头晕、耳鸣、突眼、癫痫、蛛网膜下腔出血、步态不稳、精神障碍甚至意识不清、昏迷等症状。从头皮上可见或触之增粗搏动的枕动脉和颞浅动脉、突出的眼球可有结膜充血水肿、皮肤充盈怒张的静脉。

51. 硬脑膜动静脉瘘诊断依据是什么

血管造影时可发现瘘的供血动脉及引流静脉均有不同程度的迁曲扩张。当静脉窦压力过高，皮层静脉回流不畅时，特别是直接由皮层静脉引流的硬脑膜动静脉瘘可见有弥漫性皮层静脉扩张、迁曲呈蚯蚓状或瘤样扩张，引流静脉或静脉窦常在动脉期即显影，但静脉窦循环时间较正常的循环时间长。

52. 硬脑膜动静脉瘘选择性颈内动脉和椎动脉造影的意义是什么

用以排除脑动静脉畸形,并确认这些动脉的脑膜支参与供血的情况。

53. 硬脑膜动静脉瘘颈外动脉超选择性造影的意义是什么

显示脑膜的供血动脉及动静脉瘘的情况,寻找最佳的治疗方法和途径。有时主要供血动脉栓塞后,次一级的供血动脉方可出现。

54. 硬脑膜动静脉瘘全脑血管造影的意义是什么

了解引流静脉及方向、瘘口位置和脑血液循环紊乱情况,有助于解释临床症状和判断预后。根据脑血管造影情况进行病情判定,选择性脑血管造影是确诊和研究本病的唯一可靠手段。

55. 硬脑膜动静脉瘘常用的治疗方法是什么

本病的治疗方法较多且复杂,包括保守观察、颈动脉压迫、血管内栓塞、手术切除和放射治疗。上述方法可单独使用,也可联合使用。

56. 什么是硬脑膜动静脉瘘保守观察或颈动脉压迫法

对于发病早期,症状较轻,瘘口血流量小而较慢的患者,可先观察一段时间,有些可自愈。也可试用颈动脉压迫法,用手指或简单器械压迫患侧颈动脉,每次 30 分钟,3 周可见效,压迫期间,应注意观察有无脑缺血引起的偏瘫及意识改变。此法的机制为同时压迫颈总动脉及颈内静脉,减少动脉血供的同时,增加静脉压,使瘘口处动静脉压力梯度减小,促进海绵窦血栓的形成。也有人提倡压迫内眦外上方眼上静脉与头皮静脉交界处,提高眼上静脉压,以降低瘘口动静脉压力梯度,促进血栓形成。

57. 什么是硬脑膜动静脉瘘血管内栓塞治疗

随着介入放射血管内治疗的不断发展,血管内栓塞治疗DAVF逐渐成为主要的治疗手段。具体方法为:采用 Seldinger技术经股动脉穿刺插管,行全脑血管造影,了解瘘的供血动脉、瘘的大小位置、引流静脉的数量及方向,然后将微导管放入供血动脉并栓塞之。

58. 硬脑膜动静脉瘘栓塞可供选择的微导管有哪几种

可供选择的微导管有:Magic 漂浮导管系列和 Tracker 及Magic3F/2F 导丝导引导管。

59. 硬脑膜动静脉瘘栓塞可供选择的栓塞材料有哪几种

可供选择的栓塞材料有:α-氰丙烯酸正丁酯(NBCA)、水凝胶微球、聚乙烯醇泡沫(PVA)颗粒、弹簧圈、干冻硬膜微粒及球囊。上述栓塞材料可单独使用,也可联合使用。

60. 硬脑膜动静脉瘘供血动脉有哪些

供血动脉有时很多,主要有咽升动脉、脑膜中动脉、脑膜副动脉、枕动脉及耳后动脉等。

61. 硬脑膜动静脉瘘栓塞时,怎样选择栓塞材料

应根据不同情况应用不同的栓塞材料和导管技术。无论哪种栓塞方法,皆应注意避免颅内外血管的"危险吻合"。不吸收性固

体栓子是最常用栓塞剂,但固体栓子大小至关重要,栓子太小,可通过"危险吻合",造成脑内血管的意外栓塞;栓子太大,栓塞供血动脉主干,新开放的动脉支仍可供应瘘口。一般 300～700 微米较合适。

62. 硬脑膜动静脉瘘栓塞时,什么情况下可考虑用 α-氰丙烯酸正丁酯

在明确无"危险吻合"的情况下,可考虑用 α-氰丙烯酸正丁酯(NBCA)。此时,导管应尽量接近瘘口。根据瘘口的大小,可用高浓度 NBCA 胶甚至纯 NBCA 胶。多条供血者,应逐一栓塞,切忌在供血动脉主干注射 NBCA 胶,瘘口未能闭塞,侧支循环建立后仍向瘘口供血,且损失再次栓塞的入路。吸收性明胶海绵一般不用,因其在体内可被吸收。

63. 硬脑膜动静脉瘘血管内栓塞治疗有哪些适应证

下列情况适应血管内栓塞治疗。

(1)有出血或出血倾向者。如向皮质或深静脉引流,明显扩张的静脉。

(2)有难以接受的颅内血管杂音。

(3)有逐渐加重的神经功能缺损。

(4)有局部不适症状或颅内压增高。

64. 硬脑膜动静脉瘘手术的并发症有哪些

(1)由于脑膜中动脉颞骨岩部后支参与同侧面神经血管供血,误栓塞后可致面神经局部缺血而出现周围性面神经麻痹。

(2)由于颈外动脉与颈内、椎基底动脉间危险吻合,误栓塞后产生相应神经功能缺失症状。

(3)栓塞物通过动静脉瘘致引流静脉栓塞而发生梗死,如表浅

的侧裂静脉栓塞可继发出血。

（4）由于颈外动脉与眼动脉间的危险吻合，栓塞物通过危险吻合导致眼动脉栓塞而突然失明。

65. 硬脑膜动静脉瘘血管内栓塞手术的治疗目的是什么

目的是闭塞硬脑膜上动脉和静脉之间的异常交通。

三、颈部动脉阻塞性病变介入诊疗

66. 何为颈部动脉阻塞性病变

颈部有一些非常重要的动脉，包括颈总动脉、颈内动脉、锁骨下动脉、椎动脉。如果这些动脉出现狭窄或闭塞，就可使脑组织供血障碍和上肢供血不足，从而出现神经系统和上肢运动障碍。

67. 颈部动脉狭窄或闭塞原因有哪些

狭窄或闭塞原因主要为：动脉粥样硬化、大动脉炎、先天性发育异常等，其中动脉粥样硬化是最常见的原因。颈动脉和椎动脉狭窄常引起脑组织供血不足，出现头痛、眩晕、一过性脑缺血、脑梗死及偏瘫、失语。

68. 颈部动脉阻塞性病变的诊断要点是什么

诊断依靠患者的症状和体征、彩超、CT、磁共振成像、CT 血管造影、磁共振血管造影、脑血管 DSA 等。

69. 如何治疗颈部动脉阻塞性病变

颈部动脉阻塞一般可采用外科手术或介入治疗。介入治疗主要包括经皮血管腔内成形术和血管内支架成形术。近年来,已经很少单纯使用血管成形术,一般是两种方法联合使用或直接使用血管内支架成形术。

70. 颈部动脉血管成形术的并发症有哪些,如何处理

颈部动脉血管成形术的并发症发生率不到10%,主要包括穿刺部位血肿和出血、动脉痉挛、血栓形成、斑块脱落、术后再狭窄等。斑块脱落可引起脑梗死,提倡使用脑保护伞,以降低脑梗死的发生率。内支架成形术再狭窄率小于10%,一般发生在1年内,有时需再做处理。颈动脉支架植入后须长期抗凝、抗血小板诊疗,同时定期监测凝血功能。

71. 颈部动脉阻塞性病变支架成形术的适应证有哪些

颈部动脉阻塞性病变的适应证如下:

(1)并发其他心肺疾病,不能耐受全麻动脉内膜剥脱术(CEA)的患者。

(2)一侧颈内动脉中度以上狭窄、伴一侧颈动脉闭塞的高危颈动脉狭窄的患者,血管内支架植入术成为首选的治疗措施。

72. 颈部动脉阻塞支架植入的手术过程有哪些步骤

手术过程:经股动脉穿刺插管,在透视监视下,先将脑保护伞植入颈内动脉狭窄段远端,沿导丝将预先装入输送器内的支架送至阻塞部位,然后释放。有时需先用球囊扩张后,再植入血管内支架。

四、脊髓血管疾病介入诊疗

73. 何为脊髓血管疾病

脊髓血管疾病系由供应脊髓的血管阻塞或破裂引起脊髓功能障碍的一组疾病。脊髓血管病分为缺血性、出血性及血管畸形三类。发病率远低于脑血管疾病，但脊髓内结构紧密，极小的血管损害就可导致严重后果。

74. 脊髓血管畸形的常见类型有哪些

脊髓血管畸形常见的有四种：髓内动静脉畸形、髓周动静脉瘘、硬脊膜动静脉瘘和皮肤脊椎脊髓血管畸形（Cobb′s综合征）。

75. 脊髓血管畸形共同的特点有哪些

其共同的特点是动脉和静脉之间有异常交通，静脉压力增高，但病因不清。

76. 脊髓血管畸形的临床症状有哪些

脊髓血管畸形的临床症状主要源于脊髓压迫、水肿和坏死以及椎管内出血。表现为肢体的活动与感觉障碍、大小便功能障碍及性功能障碍。可以是突然发生的，也可以是逐渐加重的。严重的为四肢或双下肢瘫痪，大小便无知觉，性功能丧失。

77. 脊髓血管畸形诊断要点是什么

髓内动静脉畸形、髓周动静脉瘘和皮肤脊椎脊髓血管畸形（Cobb′s综合征）多发生在年轻和幼儿患者，多数缓慢进行性发病，也有突然发病的。硬脊膜动静脉瘘多发生在40岁以上的男性患者,是脊髓血管畸形中最常见的一种。根据症状首先行磁共振成像检查,如怀疑为血管性病变,则必须行全脊髓血管造影。

78. 脊髓血管畸形的治疗方法有哪些

目前,治疗脊髓血管畸形的方法有血管内栓塞术、病灶切除术、供血动脉结扎术和椎板切除减压术。由于血管内栓塞术水平的提高和广泛应用,目前越来越多的血管畸形病人可通过血管内栓塞术而达到治愈目的。对于急性出血的病例应该行急性减压、清除血肿,防止脊髓因为血肿压迫变性、坏死,以利于进一步处理。

79. 什么是治疗脊髓血管畸形的血管内栓塞术

一般讲,脊髓血管畸形均是血管内栓塞术的适应证,尤其对于硬脊膜和髓周 AVF 病人是首选治疗方法,对于无法进行栓塞的病例可选择其他治疗方法。应根据病变供血动脉、瘘口和畸形血管团的情况选择不同的栓塞材料,球囊和微弹簧圈可将供血动脉和瘘口栓塞。微导管进入血管畸形团后可以用 α-氰丙烯酸正丁酯(NBCA)栓塞畸形血管团,在微导管到位并不非常满意的情况下可以用丝线段和 Lavalon 微粒,它们依血流趋向性可进入畸形血管团内将其栓塞。对要进行栓塞的动脉要仔细分析,以栓塞后不造成脊髓缺血为目的。由于脊髓后动脉为双根血管,故经脊髓后动脉进行栓塞是较安全的途径。NBCA 栓塞后的抗凝治疗是减少静脉性缺血症状的关键。

80. 什么是治疗脊髓血管畸形的病灶切除术

脊髓血管病变切除一定要在显微镜下操作。对于畸形血管呈长条状位于脊髓背侧,可予完整切除。对于脊髓内成熟型 AVM,病变范围局限,也可手术切除。

81. 什么是治疗脊髓血管畸形的供血动脉结扎术

对于栓塞失败或病灶无法切除的畸形血管病变,如位于脊髓腹侧的 AVM,可切除相应供血动脉处的椎板,在靠近病灶处结扎供血动脉,减轻盗血,改善症状。但由于病灶存在,侧支供血可使症状复发。

82. 什么是治疗脊髓血管畸形的椎板切除减压术

椎板切除减压术只适用于急性出血形成血肿,有脊髓压迫的病例。

83. 何为脊髓的血管性肿瘤

脊髓肿瘤是指脊髓,与脊髓相接的脊神经根、硬脊膜、脂肪组织、血管、先天性残留组织等部位长出的肿瘤,也可称为椎管内肿瘤,最常见的为神经鞘瘤,其次为脊膜瘤和胶质瘤。

84. 脊髓肿瘤的临床症状有哪些

临床症状主要为感觉异常,并发于脑视网膜血管瘤病时,可出现相应器官如眼、肾、小脑病变损害的症状。

85. 脊髓各段的血液供应情况如何

颈段脊髓的血液供应来自椎动脉,两侧椎动脉汇合成脊髓前动脉下行。胸段脊髓由肋间动脉供应。下胸段和腰段脊髓由主动脉降支和髂内动脉分支供应。脊髓前动脉供应脊髓腹侧 2/3,脊髓后动脉供脊髓背侧 1/3 区域,侧面由脊髓环动脉供应。脊髓胸 2～4 为颈段椎动脉与胸段脊髓相接之处,血供较差。

86. 不同脊髓肿瘤的发生部位如何

脊髓肿瘤中胶质瘤位于髓内,神经鞘瘤和脊膜瘤位于髓外硬脊膜内,肉瘤位于硬脊膜外,室管膜瘤可由终丝发出而位于马尾神经外。约 1/3 合并于脑视网膜血管瘤病,约 1/2 发生于胸髓,40%见于颈髓,80%为单发病灶,75%病灶发生于髓内,也可同时位于髓内与髓外硬膜内,附着于脊髓背侧的软脊膜,约占全部病例的10%～15%,硬膜外血管网状细胞瘤罕见。

87. 脊髓肿瘤的病理改变有哪些

肿瘤的病理改变与小脑同名肿瘤相同,多为有囊壁结节的囊性占位。肿瘤结节富含血管,镜下为薄壁密集挤在一起的血管腔,间隔内可见大而苍白的基质细胞。

88. 脊髓血管性肿瘤栓塞治疗目的是什么

栓塞目的是经过较安全的途径,循序渐进地减慢脊髓的动静脉间的异常血流,减轻对脊髓机械压迫,减少出血机会,逐渐使畸形血管血栓形成,血管闭塞,最终达到完全消失,从而改善脊髓神经功能。对于只有 1～3 支供血动脉的小 AVM,可采用血管栓塞疗法使之完全闭塞,对于巨大的 AVM 通过栓塞可减少动静脉分流和缩小病灶,使原来不能手术切除的病变成为可以切除的病灶。

五、脑血管畸形介入诊疗

89. 什么是脑血管畸形

脑血管畸形是脑血管先天性、非肿瘤性发育异常。是指脑血管发育障碍而引起的脑局部血管数量和结构异常,并对正常脑血

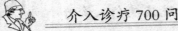

流产生影响。其破裂出血主要表现为脑内出血或血肿。

90. 脑血管畸形多见于哪些人

脑血管畸形多见于年轻人，发病年龄平均为20～40岁。

91. 脑血管畸形包括哪些疾病

包括脑动静脉畸形、海绵状血管畸形、毛细血管扩张症及静脉血管畸形。

92. 脑血管畸形的临床表现有哪些

主要临床表现为颅内出血、癫痫、头痛、逐渐加重的肢体功能障碍等。

93. 脑血管畸形有什么危险性

脑血管畸形的主要危险性是颅内出血，也是致残或致命的主要原因。

94. 脑血管畸形为什么会发生破裂

脑血管畸形的血管壁较薄，大量的血液冲击导致血管破裂，尤其在体力活动和情绪激动时容易发生。脑动静脉畸形的血管破裂，引起蛛网膜下腔出血，其表现常较动脉瘤破裂所致为轻。如果是深静脉破裂，则引起脑内出血或脑室内出血。更有甚者，有时由于瘘口后静脉内血流量大，压力高，还会引起静脉内血流倒流。由于静脉壁非常菲薄，这就容易引起血管破裂出血。最后，畸形发生后，血管内压力和流量非常大，长期的高压力、大流量也会引起血管老化、变性，产生扩张、狭窄，最后血管不堪负荷，发生出血。颅内出血是脑血管畸形的最大危害，由血管破裂引起。

95. 脑血管畸形的诊断标准是什么

对于脑血管畸形的诊断,可应用多种影像学检查,其中最常用的 CT、磁共振成像及脑血管造影,脑血管造影是公认的确诊本病的金标准。

96. 脑血管畸形有哪几种治疗方法

对于脑血管畸形的治疗,可有多种方法。目前主要有如下几种方法:血管内栓塞、手术切除、立体定向放射治疗和联合治疗。对于高血流量、大型畸形血管团、位于重要功能区或手术不能达到的脑血管畸形,适用于栓塞诊疗或栓塞后再手术或立体定向放射治疗;对于那些位于脑表面的小畸形血管团或位于非重要功能区者,则可采用手术切除。对于那些既不能血管内栓塞又不能手术切除,并且无出血史的病例,可采用立体定向放射治疗。

在此需要提醒的是,不管选择哪种方法治疗,适合自己的方法才是好的,建议去正规的医院诊疗,专家会根据实际情况考虑治疗方案。

97. 何为脑血管畸形血管内栓塞治疗

这是一种经血管内栓塞治疗的手术方式。其治疗方式为在全麻下,穿刺股动脉,将导管植入病灶,在 X 线下将栓塞剂植入病灶,阻断这些不正常之脑血管病灶,以达到治疗目的。因为无须做开颅手术,如手术顺利,患者可于较短时间内出院。

98. 脑血管畸形血管内栓塞治疗目的和意义是什么

(1)经过血管内栓塞完全消除病灶,恢复脑组织的正常血液供应。

（2）对大型脑血管畸形，栓塞使其体积缩小，从而减少出血和癫痫发作的机会，有助于控制临床病情。

（3）栓塞也可作为外科手术的辅助手段，也为立体定向放射诊疗创造条件。

99. 脑血管畸形血管内栓塞治疗的并发症有哪些

血管内栓塞诊疗一般来讲是安全的，但也可出现一些并发症，常见的并发症包括以下几种：

（1）正常血管闭塞。

（2）脑血管痉挛。

（3）脑出血。

（4）脑过度灌注综合征。

（5）粘管和断管等。

六、颈动脉海绵窦瘘介入诊疗

100. 什么是颈动脉海绵窦瘘

颈内动脉海绵窦瘘（CCF）是指颅内海绵窦段的颈内动脉本身或其在海绵窦段内的分支破裂，与海绵窦之间形成异常的动、静脉沟通，导致海绵窦内的压力增高而出现一系列临床表现。人体内唯一的一处动脉通过静脉的结构即是海绵窦，又因为高发概率的颅脑外伤，故海绵窦区极易发生动静脉瘘，其中外伤性颈动脉海绵窦瘘（TCCF）占 70% 以上。1974 年，Serbinenko 首次报道以可脱球囊栓塞治疗 TCCF 获得成功。随着医学影像的飞速发展和栓塞材料的不断改进，以及 30 多年来栓塞技术的不断完善，血管内治疗已成为治疗 CCF 的首选方法。

101. 颈动脉海绵窦瘘的临床表现有哪些

临床表现为搏动性突眼,结膜充血、水肿,眼睑水肿,局部听诊可听到与心脏搏动一致的杂音,多数因头部外伤颅底骨折引起。

102. 颈动脉海绵窦瘘的临床诊断要点是什么

脑血管造影能为血管内治疗提供全面信息。但应与以下原因引起的突眼相鉴别:①突眼性甲状腺肿。②眶内肿瘤。③眶内血管性肿瘤。④海绵窦血栓形成。⑤脑膜膨出。有经验的医生常能做出正确的判断。

103. 颈动脉海绵窦瘘治疗方法有哪些

目前,有两种方法治疗颈动脉海绵窦瘘。
(1)手术治疗。
(2)血管内栓塞治疗,属微创介入技术,已成为首选与主要的诊疗方法。

104. 颈动脉海绵窦瘘血管内栓塞治疗的目的是什么

CCF 的治疗目的:①保护视力。②消除颅内杂音。③使眼球突出回缩。④防止脑缺血或鼻出血。

105. 颈动脉海绵窦瘘手术好还是栓塞好

由于开颅手术的烦琐和导致的并发症给病人带来的痛苦,以及难以达到理想的治疗效果,所以有条件的医院目前普遍采用血管内治疗。

106. 颈动脉海绵窦瘘血管内栓塞治疗的效果如何

目前,多采用动脉入路,栓塞材料多用可脱性球囊,栓塞成功率达到 90% 以上,保持颈内动脉通畅率为 40%～80%。少数患者要经静脉入路来进行栓塞治疗。实践证明,血管内栓塞治疗,治疗成功率高、安全可靠、疗效好。

七、颅面部高血运肿瘤介入诊疗

107. 颅面部高血运肿瘤的常见类型有哪些

颅面部高血运肿瘤常见的,有脑膜瘤、血管网状细胞瘤、颈静脉球瘤和鼻咽部纤维血管瘤等。

108. 颅面部高血运肿瘤诊断要点是什么

其诊断除相应的临床症状外,主要依靠 CT 和磁共振成像的平扫和增强扫描。能否做外科手术前的栓塞诊疗,则取决于头颅的数字减影血管造影检查结果。

109. 颅面部高血运肿瘤的治疗方法是什么

主要依靠外科手术,手术前的栓塞治疗目的是减少手术中的出血,从而使不能手术的肿瘤可以手术切除,同时可以减少手术时间和手术并发症。

110. 颅面部高血运肿瘤的栓塞治疗原则是什么

栓塞治疗的原则是栓塞肿瘤血管和肿瘤血管床。应避免栓塞正常的血管,特别是供养颅神经和脑组织的动脉。

111. 什么样的颅面部高血运肿瘤可以栓塞

一般说来,只要患者无明显的出凝血功能异常,栓塞导管或微导管能够到达合适的位置,避开正常的血管,均可行外科手术前的栓塞治疗。

112. 颅面部高血运肿瘤栓塞治疗的方法是什么

栓塞治疗多从股动脉插管,选择性双侧椎动脉、双侧颈内动脉和双侧颈外动脉造影,明确肿瘤的供血动脉,再超选择到肿瘤供血动脉内造影,证实无正常血管后,再通过该导管注入栓塞剂。

113. 颅面部高血运肿瘤栓塞治疗有哪些并发症

栓塞治疗的并发症比较少,永久性的主要为脑部并发症与眼部并发症;短暂性的主要为头皮血管被栓塞后缺血引起的头皮疼痛。

八、脑膜瘤介入诊疗

114. 什么是脑膜瘤

脑膜瘤分为颅内脑膜瘤和异位脑膜瘤,前者由颅内蛛网膜细胞形成,后者指无脑膜覆盖的组织器官发生的脑膜瘤,主要由胚胎期残留的蛛网膜组织演变而成。

115. 脑膜瘤的好发部位有哪些

好发部位有头皮、颅骨、眼眶、鼻窦、三叉神经半月节、硬脑膜外层等。在颅内肿瘤中,脑膜瘤的发病率仅次于胶质瘤,为颅内良性肿瘤中最常见者,占颅内肿瘤的 $15\%\sim24\%$。

116. 脑膜瘤的临床症状有哪些

初期症状和体征不明显,中、晚期可出现头痛、偏瘫、失语、视力障碍、癫痫发作等。如累及颅骨可出现头皮肿块。

117. 脑膜瘤的诊断要点是什么

脑膜瘤缺乏特异性的临床症状和体征,其诊断主要依靠影像学检查:

(1)形态学,即肿瘤的外形、部位以及其占位效应。

(2)肿瘤在 CT 的密度及 MRI 的信号强度,及其增强后的表现。

(3)其他发现,如颅骨受累、钙化、血管扩张受压,确认供血动脉和引流静脉。

118. 脑膜瘤的血液供应有哪几种

脑膜瘤的血液供应大致可分为 4 种:单纯颈外动脉供血;颈内、外动脉联合供血,以颈外动脉为主;颈内、外动脉联合供血,以颈内动脉为主;单纯颈内动脉供血。前 2 种栓塞效果最佳,第三种栓塞较困难,第四种栓塞很困难。如栓塞前造影发现颈外动脉与颈内动脉有吻合支,称之为"危险吻合",栓塞时要慎重。

119. 脑膜瘤的治疗方法有哪些

(1)手术 。

(2)立体定向放射,包括伽马刀、X 线刀和粒子刀。

(3)栓塞疗法。

(4)放射治疗。

120. 什么是脑膜瘤的手术治疗

脑膜瘤是一种潜在可治愈性肿瘤,外科手术可治愈大多数脑膜瘤。影响手术类型的因素包括部位、术前颅神经损伤情况(后颅凹脑膜瘤)、血管结构、侵袭静脉窦和包裹动脉情况。

121. 什么是脑膜瘤立体定向放射

立体定向放射包括伽马刀、X线刀和粒子刀。适用于术后肿瘤残留或复发、颅底和海绵窦内肿瘤,以肿瘤最大直径≤3厘米为宜。伽马刀治疗后4年肿瘤控制率为89%。本法安全、无手术操作的风险是其优点,但是长期疗效还有待观察。

122. 什么是脑膜瘤的栓塞治疗

栓塞治疗包括物理性栓塞和化学性栓塞两种,前者阻塞肿瘤供血动脉和促使血栓形成,后者则作用于血管壁内皮细胞,诱发血栓形成,从而达到减少脑膜瘤血供的目的。2种方法均作为术前的辅助疗法。介入诊疗作为一种术前栓塞可明显减少肿瘤的血供,有利于手术时肿瘤的完全切除。

123. 脑膜瘤栓塞治疗过程是怎样的

经股动脉插管,将导管插至肿瘤的供养血管,一般用吸收性明胶海绵或聚乙烯醇颗粒进行栓塞,当肿瘤染色消失,供血动脉血流明显减慢,即可停止栓塞。

124. 什么是脑膜瘤的放射治疗

放射治疗可作为血供丰富脑膜瘤术前的辅助治疗,适用于:

(1)肿瘤的供血动脉分支不呈放射状,而是在瘤内有许多小螺旋状或粗糙的不规则的分支形成。

(2)肿瘤以脑实质动脉供血为主。

(3)肿瘤局部骨质破坏而无骨质增生。术前放射剂量一般40戈瑞为1个疗程,手术在照射对头皮的影响消退后即可施行。

(4)恶性脑膜瘤和非典型脑膜瘤术后的辅助治疗,可延缓复发。

125. 脑膜瘤栓塞治疗的并发症有哪些

栓塞治疗脑膜瘤并发症比较少，永久性的占 1.6%，其中脑部并发症为 0.5%，眼部并发症为 1.08%，短暂性占 2.7%，主要为栓塞时头皮疼痛，头皮发生栓塞后坏死。大多数报道都认为手术前对脑膜瘤进行栓塞，可以有效地减少肿瘤的血流，有利于手术切除，而且相当安全。

九、急性脑梗死介入诊疗

126. 什么是急性脑梗死

脑梗死主要是由于供应脑部血液的动脉出现粥样硬化和血栓形成，使管腔狭窄甚至闭塞，导致局灶性急性脑供血不足而发病；也有因异常物体（固体、液体、气体）沿血液循环进入脑动脉或供应脑血液循环的颈部动脉，造成血流阻断或血流量骤减而产生相应支配区域脑组织软化坏死者。

127. 什么是腔隙性脑梗死

腔隙性脑梗死，系高血压小动脉硬化引起的脑部动脉深穿支闭塞形成的微梗死，也有人认为少数病例可由动脉粥样硬化斑块脱落崩解导致的微栓塞引起。

128. 急性脑梗死的典型症状有哪些

其典型症状有患侧视觉障碍，病变对侧半身肌力和感觉减退或丧失。有时还会出现失语。多数椎基底动脉闭塞者表现为四肢瘫痪、共济失调、颅神经麻痹、眩晕、呕吐、昏迷等。

129. 急性脑梗死的诊断要点是什么

诊断依靠患者的临床表现，影像学检查主要包括 CT、磁共振成像和数字减影血管造影。在急性发病期 4～5 小时内，CT 检查一般很难发现，这时也不能完全排除脑梗死。磁共振弥散成像和灌注成像可发现超急性期脑梗死。脑血管造影可全面了解脑动脉血栓形成的部位、范围、侧支循环建立与否，以及程度、闭塞为完全性或不完全性等。

130. 如何治疗急性脑梗死

急性脑梗死的溶栓治疗包括，内科静脉溶栓和介入动脉内局部溶栓和支架取栓，在时间窗内的溶栓治疗效果较好。

131. 哪些急性脑梗死适合介入溶栓治疗

适合介入治疗的部位包括：
（1）椎基底动脉、主干及其分支闭塞。
（2）颈内动脉主干及其分支闭塞。
（3）视网膜中央动脉闭塞。

132. 急性脑梗死什么时候介入溶栓治疗效果好

介入溶栓治疗应在发病后 6 小时内进行，诊疗效果较为肯定，并发症较少。6 小时以后溶栓也有成功的报道，但相对而言并发症高，效果欠佳。介入治疗常在脑血管造影后立即进行，常使用微导管，使其尽可能靠近闭塞脑动脉段进行溶栓。溶栓剂常用尿激酶，可通过输液泵输入，也可用注射器手推输入。

第三章　心脏及血管疾病介入诊疗

一、概　论

133. 什么是造影导管

造影导管是做造影必不可少的器材之一，由聚乙烯材料制成的造影专用导管。造影导管应具有适宜的硬度、弹性、柔软性；还应具有良好的透 X 线性能、形状记忆力、管壁光滑等特点。

134. 造影导管的功能是什么

造影导管的主要功能是通过导管向体内不同部位注入造影剂，还有监测血流动力学的作用。用于造影过程输送造影剂起到显影作用，或推注药剂到血管内的指定位置。

135. 什么是造影导丝

造影导丝是由金属钢丝缠绕成型的，有 J 型头和直头导丝之分，其头端较软，只要操作规范得当不会损伤血管。

136. 造影导丝的作用是什么

造影导丝的主要作用是给各种导管起支撑和引导作用，保证造影导管顺利输送至所要检查的部位。

137. 什么是指引导管

指引导管是进行经皮冠状动脉介入治疗器械选择的第一步，是球囊、导丝、支架进入冠状动脉的必需器材。

138. 指引导管的作用是什么

指引导管是介入治疗器械传输、监测血流动力学、注入造影剂的最基本器材之一。

139. 指引导管的构造和性能是怎样的

指引导管有四段三层，四段是 X 线可视头端（安全区），柔软的同轴段（柔软传送区），中等硬度的抗折段（支撑区），牢固的扭控段（推送区）；三层的最外层是聚乙烯材料，中层是由 12～16 根钢丝编织成的结构，确保管腔不会塌陷，最内层是尼龙聚四氟乙烯（PTFE）涂层。

140. 指引导管和造影导管的区别是什么

指引导管内的钢丝编织结构确保了导管的管腔不会塌陷；内层的尼龙涂层减少导丝、球囊、支架对导管内腔的摩擦力，预防血栓形成。而造影导管是聚乙烯材料，没有支撑力，腔也小，只能造影。

141. 指引导丝的作用是什么

指引导丝是冠状动脉介入治疗器械选择的核心。主要作用是首先指引导丝通过病变处，在指引导丝指引下，把球囊、支架等各种介入器材送达病变部位。

142. 指引导丝的构造是怎样的

指引导丝头端为工作段,采用弹簧圈缠绕,有不透 X 线的白金标记或涂有多聚物的钨标记,或呈锥形设计(涂有亲水的多聚物以适合通过不同病变的需要)。中间段是圆柱形的轴心杆和近段推送杆。有一个中心的钢丝,由不锈钢或镍钛合金制成导丝的主体。

143. 指引导丝的分类有哪些

指引导丝有缠绕型软导丝、超滑导丝(有亲水涂层)、锥形导丝,和各种不同硬度、长短的导丝。多种功能设计是为了通过不同性质的病变。

144. 好的指引导丝有哪些性能

不同品牌的导丝性能不同,可以说世界上还没有一款近乎完美的指引导丝。头端柔软,通过性好,同轴性好,较好的支撑力,不易损伤就可以认为是比较好的导丝。

145. 什么是冠状动脉球囊

冠状动脉球囊主要用于预先通过病变进行扩张,使得支架顺利通过和释放,由聚乙烯材料折叠成型和金属推送杆组成。

146. 球囊的种类有哪些

目前临床常用的球囊有预扩张球囊,切割球囊(Cutting balloon),移动导丝球囊(OTW)及后扩张球囊等。

147. 冠状动脉支架是什么

冠状动脉支架是包裹在球囊表面的金属网状结构,扩张后支撑在血管狭窄处,确保血流通畅,防止扩张后的冠状动脉弹性回缩。

148. 冠状动脉支架的种类有哪些

冠状动脉支架按照功能不同分为金属裸支架(非药物涂层支架)、药物涂层支架和覆膜支架。根据材料不同分为不锈钢,镍钛合金或钴铬合金。现在已有生物可降解支架、人体可吸收支架陆续上市。

149. 什么是药物涂层支架

药物涂层支架是在普通支架的表面涂上抑制内皮组织细胞和平滑肌细胞增生的药物,明显降低再狭窄率的同时,有效减少支架术后血栓和血管瘤形成。

150. 药物涂层支架的作用有哪些

药物涂层支架(DES)既具有普通支架防止血管壁弹性回缩的作用,其携带的药物又可以抑制术后细胞增生,防止再狭窄。DES的出现提高了手术成功率、减少并发症、降低支架内再狭窄的发生率。

151. 不同药物涂层支架的主要区别在哪儿

主要是支架表面涂的药物不同、涂的工艺不同。常用的涂层药物是西罗莫司、依维莫司、左卡莫司等。工艺上有的采用非对称涂层工艺,在血管和组织侧携带更多药物发挥抑制内膜增生的作用,在血管腔携带较少药物,有利于内皮愈合。还有的直接将药物注入支架构架的挖槽中,槽的深浅不一决定药物洗脱速度。还有的支架在面向管壁侧注入抗增生药物,在管腔侧注入抗血小板药物等等。总之随着工艺技术的不断提高,新型药物的不断应用于

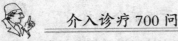

支架,使得 DES 更安全更可靠。

152. 国产支架和进口支架有什么区别

国产与进口支架从效果上差别并不明显,无论是再狭窄率还是支架内血栓发生率都没有统计学上的差异,但价钱上进口支架要贵一些。

153. 药物支架和普通支架有什么区别

一般来说药物涂层支架再狭窄率比裸支架低。

154. 支架有什么作用

支架可以解除冠状动脉狭窄,缓解胸痛的症状,改善生活质量,改善预后,能防止心脏不良事件包括死亡事件的发生。

155. 血栓抽吸导管有什么作用

血栓抽吸导管可以利用负压将冠状动脉内的活动血栓和血管远端的栓子吸出,防止血栓脱落导致心肌进一步缺血。

156. 什么是血管远端保护装置

血管远端的栓塞是冠状动脉介入治疗(PCI)中严重的并发症,发生率 10%~20%。冠状动脉远端保护装置包括堵塞球和过滤伞,滤网打开后可捕获比网孔大的碎屑,不阻断正常血流。仅捕获 PCI 中脱落的动脉粥样斑块和血栓碎屑,防止血管远端栓塞和无复流的发生。

157. 什么是切割球囊

切割球囊有 3 个尖锐金属刀片(0.25 毫米高)沿纵轴安装在球囊表面。球囊未到达病变前,刀片被包绕在经过特殊折叠的球囊材料内,不会损伤正常血管。

158. 切割球囊的工作原理是什么

把切割球囊送入病变部位后,扩张球囊刀片先伸出,纵行切开支架内增生的内膜组织后,球囊完全扩张,做到先切后扩,使管腔内径扩大,简化治疗方案。

159. 切割球囊的使用范围有哪些

目前切割球囊主要用在非钙化向心性狭窄病变、小血管病变、开口病变、分叉病变、再狭窄病变。对于严重钙化病变和血管迂曲病变,切割球囊的使用会受到一定限制。

160. 什么是双导丝切割球囊

目前常用的是 Safe cut 双导丝切割球囊,是由固定在球囊外部导丝和位于球囊远端的短导丝通过腔组成,这种设计使得该球囊在较低压力下产生较高的纵向切割力。双导丝结构防止球囊滑脱,稳定性更强。

161. 什么是压力导丝

压力导丝(FFR)是用于测量冠状动脉内压力变化的导丝。直径约 0.014 英寸,导丝顶端 3 厘米处有一压力感受器,导丝进入冠状动脉后可记录该血管部位的实时压力。

162. 血管内超声是一个什么样的装置

血管内超声(IVUS)包括装有微型传感器的导管和把超声信号转换为图像的控制设备,导管直径通常在 2.9～3.5F(0.96～1.17 毫米)。

二、冠心病介入检查和治疗

163. 什么是冠状动脉造影

冠状动脉造影是诊断冠心病的金标准,穿刺周围动脉在造影钢丝的指引下送入造影导管至左右冠状动脉开口处,注入对比剂,在X线下显影冠状动脉及各分支走形、有无病变及其狭窄程度,以明确诊断和制定治疗方案。

164. 冠状动脉造影常见的穿刺部位有哪些

冠状动脉造影可通过穿刺桡动脉、股动脉进行检查。当桡动脉、股动脉血管迂曲畸形时,也可选择尺动脉、肱动脉进行造影。

165. 桡动脉穿刺有什么好处

桡动脉周围没有重要神经和组织,容易压迫止血,出血和血肿的发生率极低,患者可以早期下床活动,减少卧床所致不适,降低医疗费用等。

166. Allen 试验的方法和意义是什么

(1)Allen 试验方法:术者用双手同时压迫穿刺侧的桡动脉和尺动脉,嘱患者用力做握拳和完全放松拳头的动作,直至患者手掌变白,此时术者继续压迫桡动脉,松开尺动脉观察手掌血流变化。如若 10 秒内变红恢复正常,则认为是 Allen 试验阴性。

(2)Allen 试验的意义:Allen 试验阴性表明桡动脉和尺动脉间有很好的侧支循环,可以使用桡动脉入路,避免经桡动脉介入后一旦发生桡动脉闭塞而影响前臂的血液供应。

167. 什么情况下不能使用桡动脉造影

Allen 试验阳性,尺动脉供血不足的患者不可以强行使用桡动脉造影。另外,桡动脉细小痉挛,桡动脉狭窄,桡动脉起源异常或锁骨下动脉迂曲、闭塞等导致导丝和造影导管不能通过等情况均不宜使用桡动脉造影。

168. 冠状动脉支架植入的途径有哪些

一般来讲可以经股动脉、桡动脉或尺动脉。目前,常用经桡动脉途径。

169. 冠状动脉支架植入的手术过程是怎样的

首先穿刺动脉(桡动脉或股动脉),放置鞘管,送入指引导管,再将导引导丝沿导管送入病变部位,使用球囊扩张冠状动脉病变最狭窄处,撤出球囊沿导丝植入支架至病变处,用压力泵打开支架球囊,释放支架,退出支架球囊,撤出导管、导丝,最后拔出鞘管完成支架植入。

170. 糖尿病并发冠心病患者的病变有什么特点

糖尿病患者合并冠心病往往存在冠状动脉多支病变,而且病变较弥漫,小血管的损害更为常见。

171. 什么是慢性完全闭塞病变

慢性完全闭塞病变(CTO)主要由纤维化和钙化的粥样硬化斑块组成。是心血管介入中较难处理的病变。其闭塞时间≥3个月,甚至数年。

172. 慢性完全闭塞病变的治疗前景是怎样的

CTO 病变治疗特点是导丝难以通过,手术耗时长、成功率低,再狭窄和再闭塞的发生率高,是目前介入治疗领域最大的障碍,但仍不乏乐于挑战极限的医生热衷于此。

173. 什么是无复流

无复流是支架植入后冠状动脉血管内仍然没有血流通过的一种现象。主要是冠状动脉内的血栓脱落,引起远端微小血管栓塞等原因导致的现象。是指经皮冠状动脉介入治疗(PCI)时心外膜大冠状动脉血管已解除狭窄,但远端前向血流明显减慢(TIMI2级,慢血流)或丧失(TIMI0～1级,无复流)。

无复流现象是一个复杂和多因素的病理生理过程,其确切机制尚未清楚。

174. 什么是心肌桥

心肌桥是一种先天性的冠状动脉解剖异常,正常冠状动脉及其分支走行于心脏表面,而有的冠状动脉一部分走行于心肌被心肌覆盖,收缩期心肌收缩而压迫血管,使管腔出现暂时性狭窄或闭塞,被心肌纤维覆盖的部分叫心肌桥。平均发生率为33%。患者常常有心肌缺血的症状。

175. 心肌桥怎么治疗

心肌桥的治疗暂时没有什么好办法。如果因为心肌桥引起心肌缺血的症状,临床表现较为严重时建议药物治疗或者外科手术治疗。也有专家认为可以在心肌桥内植入支架改善症状,改善冠状动脉灌注,但是仍存在较大争议。

176. 什么是弥漫性长病变

根据 1988 年美国 ACC/AHA 冠状动脉形态学分类标准,靶病变长度＞10 毫米为长病变,长度＞20 毫米为弥漫性长病变。弥漫性冠状动脉疾病的定义为:至少 1/3 血管长度存在 3 处或 3 处以上＞50％的狭窄(图 26、图 27)。

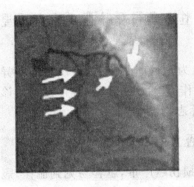
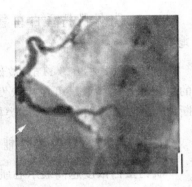

图 26 左侧冠状动脉弥漫性病变 **图 27 右冠状动脉为弥漫瘤样扩张病变**

177. 弥漫性长病变如何治疗

弥漫性长病变可选择搭桥的概率很小,经多年研究植入药物涂层支架(DES)治疗冠状动脉长病变已经成为共识,支架充分扩张和良好衔接支架连接处是提高治疗效果的前提。

178. 弥漫性长病变介入治疗有哪些问题

尽管弥漫性长病变介入治疗并发症多,包括血管壁撕裂、急性闭塞、慢血流或无复流等,术后再狭窄发生率高,但应用 DES 处理弥漫性病变和长病变,再狭窄率较单纯经皮冠状动脉腔内成形术(PTCA)和植入裸支架(BMS)显著减少,长期随访临床结果良好。

179. 急性心肌梗死后怎么办

一旦发病,应该立刻停止活动,拨打急救电话,去当地最大的医院或心脏专科医院。如果确诊为 ST 段抬高性心肌梗死(STE-MI)应该尽快、充分、持续开通梗死相关动脉(IRA),听从医生建议,尽早进行介入检查和治疗。任何拖延都有可能危及患者生命。

180. 为何肌钙蛋白在急性心肌梗死诊断中占有重要地位

肌钙蛋白(cTnT/cTnI)被认为是目前用于 ACS 诊断最特异的生化标志物。最早可在症状发作后 2 小时出现,具有较宽的诊断窗,是维持时间最长的非酶类标志物。

181. 肌钙蛋白的浓度能否反映预后

肌钙蛋白浓度越高表示心肌损伤越严重,越容易见到血栓,冠状动脉内血流受损越严重。也可间接估计梗死面积和心功能。

182. 肌钙蛋白浓度升高能不能认为一定是急性心肌梗死

钝性心肌外伤、心肌挫伤、甲状腺功能减退,患者的心肌损伤、药物的心肌毒性、严重脓毒血症和脓毒血症导致的左心衰时,心肌酶学也可升高。

183. 急性心肌梗死治疗的最佳时机是何时

ACC/AHA/SCAI 指南建议,ST 段抬高性心肌梗死最佳治疗时间是 90～120 分钟之内,时间越早,挽救的心肌细胞越多。有条件的地区可以直接介入治疗(图 28、图 29、图 30、图 31),没有介入条件的应尽早采用药物早期溶栓。早期开通梗死相关动脉,恢复有效心肌灌注是降低急性心肌梗死患者死亡率、改善预后的关键。"时间就是心肌、时间就是生命"强调的就是血管开通的时间（DtoB），时间越短越好。

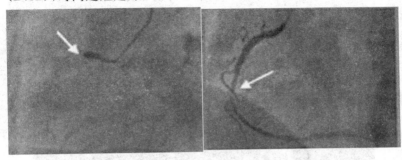

图 28　右冠状动脉急性闭塞　　　　图 29　导丝通过

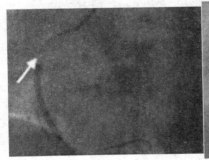 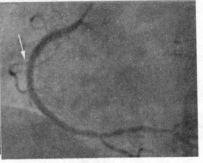

图 30　支架植入　　　　　图 31　造影评价效果好

184. 女性冠心病患者发病有什么特点

女性具有特殊性，首先女性发病症状不典型，再者往往对症状描述不清，很容易被认为是更年期综合征，导致误诊。女性还有一个特点是能够忍耐，家庭责任较重，病情往往被自己延误。

185. 支架内再狭窄怎么办

许多研究表明,支架内再狭窄最好的治疗办法是在狭窄的支架内再次植入药物支架(图32),或者使用球囊扩张,内科药物治疗,严重时需要外科搭桥手术。目前较为公认的方法是再次植入DES,但是多次发生再狭窄或是较严重的增生性狭窄病变,应考虑外科搭桥。

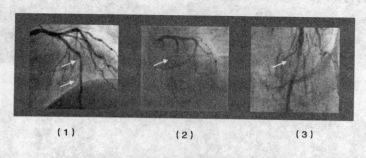

(1) (2) (3)

图 32 支架内再狭窄植入药物支架

186. 支架内血栓是怎么形成的

支架内血栓形成与多种危险因素有关,与临床情况、冠状动脉病变和介入治疗操作等因素有关。

187. 如何预防支架内血栓

长期和有效的双联抗血小板治疗对 PCI 术后晚期和极晚期支架血栓形成十分重要。指南建议在植入支架后至少使用两联抗血栓药物 12 个月。同时积极治疗基础病(包括降低血压,控制血糖,减轻体重,纠正肾功能和心功能不全)。对高危患者、复杂病变PCI 前,术中或术后应用血小板膜糖蛋白 Ⅱ b/Ⅲ a 受体拮抗药。

188. 剧烈胸痛一定是发生了心肌梗死吗

胸痛不一定是心肌梗死的表现,但一定要立刻去医院看急诊,急性主动脉综合征的表现也是剧烈胸痛。

189. 急性主动脉综合征包括哪些疾病

急性主动脉综合征(AAS)是危及生命的一组严重主动脉疾病。包括主动脉夹层(AD),主动脉壁间血肿(IAH),主动脉穿透性溃疡(PAU),创伤性主动脉离断和主动脉瘤破裂。

190. 主动脉综合征如何早期发现

疼痛是主动脉综合征的最常见症状,而且疼痛的症状往往都非常严重,主动脉夹层的患者立刻死亡率达到 40%,此后每 1 小时就有 1% 患者死亡,手术期间又会有 5%～20% 的患者面临死亡威胁。

191. 急性主动脉综合征的治疗方法有哪些

AAS 的治疗包括药物治疗、外科手术治疗和介入治疗。治疗的方法取决于急性主动脉综合征的分型、并发症和患者的基本状况。值得一提的是介入治疗改变了 AAS 的格局。大量资料表明,介入治疗手术创伤小,治愈率高,患者并发症少、手术成功率高。

192. 为什么绝经前后的女性更容易患心血管病

因为绝经期前性激素对心血管系统存在保护作用,抑制了动脉硬化的发生和发展。而绝经后性激素水平减低,其对心血管保护作用减弱导致脂代谢、糖代谢紊乱,脂肪分布发生改变,凝血功能和纤溶功能失调导致高凝状态,因此心血管病发病率升高。

三、心脏瓣膜病介入诊疗

193. 什么是心脏瓣膜病

心脏瓣膜病是指各种致病因素或先天性瓣膜发育畸形,导致多个或一个瓣膜结构和功能异常,常见的瓣膜病有瓣膜狭窄或关闭不全。

194. 什么是老年性瓣膜病

老年性瓣膜病主要是因为瓣膜退行性变引起,随着年龄的增长,正常的瓣膜结缔组织纤维化,瓣膜增厚变硬、变形,导致瓣膜关闭不全引起心脏血流动力学的改变。

195. 心脏瓣膜病分几期

心脏瓣膜病分为四期,即:风险期,进展期,无症状严重期,有症状严重期。

196. 风湿性心脏病的结局如何

风湿性心脏病如果得不到很好控制,会直接影响心功能,久而久之导致心衰。心衰是风心病的主要死因。

197. 二尖瓣狭窄早期需要怎么治疗

二尖瓣狭窄主要由风湿性心脏病引起,一般患者无症状则不需治疗。

(1)有风湿活动者应给予抗风湿治疗,特别重要的是预防风湿热复发,一般应坚持至患者40岁甚至终生应用苄星青霉素120万U,每4周肌注1次。

(2)预防感染性心内膜炎。

(3)无症状者避免剧烈体力活动,定期(6～12 个月)复查。

(4)呼吸困难者应减少体力活动,限制钠盐摄入,口服利尿剂,避免和控制诱发急性肺水肿的因素,如急性感染、贫血等。

198. 二尖瓣球囊扩张成形术的机制是什么

二尖瓣狭窄的主要病理改变是瓣叶联合处的增厚、粘连、融合、钙化,累及瓣下结构,球囊扩张术的机制是使用球囊机械扩张粘连部位的瓣膜,使二尖瓣口面积增大,压碎瓣膜处的钙化斑块。

199. 二尖瓣狭窄介入治疗方法效果怎样

二尖瓣狭窄的介入治疗经历了 20 多年发展,二尖瓣球囊扩张成形术(PBMV)已经相当成熟。传统球囊扩张的并发症不可预测。Inoue 球囊的发明给临床医生提供了更安全的选择,并发症几乎为零。

200. 二尖瓣球囊扩张术的治疗目的是什么

治疗目的是解决二尖瓣狭窄,降低跨膜压力差。

201. 二尖瓣球囊扩张术的概念是什么

二尖瓣球囊扩张术是利用球囊扩张的机械力使粘连的二尖瓣叶交界处分离,从而缓解瓣口狭窄。

202. 二尖瓣球囊扩张手术分几类

按照扩张器械不同,可以分为 Inoue 球囊扩张法(乳胶球囊),聚乙烯单/双球囊扩张法,机械扩张器法。目前常用 Inoue 球囊扩张法(图 33)。

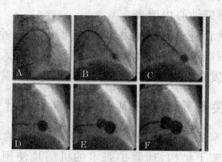

图 33 Inoue 球囊扩张法

203. 二尖瓣球囊扩张术的成功率如何

国内报道手术即时成功率可达95％以上。成功率受患者年龄、既往手术分离史、瓣膜结构、术前有无二尖瓣反流、有无房颤等因素的影响。

204. 二尖瓣球囊扩张术有哪些禁忌证

主要禁忌证是：有风湿活动、二尖瓣严重钙化、左房近期血栓形成者或体循环栓塞史，中度以上的二尖瓣关闭不全或主动脉瓣狭窄、有未控制的感染。

205. 二尖瓣球囊扩张术术后并发症有哪些

心脏穿孔、急性心脏压塞、二尖瓣关闭不全、房间隔损伤、急性肺水肿、穿刺血管的并发症等。

206. 二尖瓣介入术后能否发生再狭窄，怎么治疗

二尖瓣再狭窄可以见于两种类型，一种是外科分离术后再狭窄，另一种是二尖瓣球囊扩张成形术（PBMV）后的再狭窄，无论是

哪一种再狭窄,应用二尖瓣球囊扩张术都不失为一种安全有效的治疗方法。

207. 球囊扩张法特点是什么

球囊扩张法扩张是使用三步扩张法,前半部分先充盈,后半部分后充盈,最后中间部分充盈,在保证最大限度安全的情况下,使二尖瓣口扩张到最大。其优点是可以选择球囊大小和自我定位,明显降低 PBMV 的介入治疗严重并发症。

208. 二尖瓣球囊扩张术的介入过程是怎样的

首先穿刺股动、静脉,送入导管至左心室、主动脉测压,再进行房间隔穿刺,这是行二尖瓣球囊扩张术的关键步骤之一。经房间隔往左心室内放入导丝,沿导丝送入二尖瓣球囊到左心房,通过二尖瓣口到达左心室,回撤球囊使之恰好卡在二尖瓣口上面,充盈球囊完成第一次扩张。这时可以根据心脏内压力变化决定是否进行进一步扩张。通过造影评价扩张效果满意,拔出鞘管,手术结束。

209. 行房间隔穿刺时应如何指导患者配合手术

在做房间隔穿刺时,应特别嘱咐患者不要突然大喘气或咳嗽,以免造成危险。个别患者有心慌的感觉,是因为导管的刺激引起,穿刺完成后症状会马上消失。

210. 行二尖瓣球囊扩张成形术时患者有什么不适

由于球囊扩张使二尖瓣口完全被堵塞,患者会有头晕眼黑等症状。撤出球囊后症状会立刻消失。另外当球囊导管进入左心室时,患者可能有一过性心律失常,出现心慌,这些都是暂时的,不必紧张。

211. 房颤患者能否进行二尖瓣球囊扩张成形术

房颤是二尖瓣狭窄的常见并发症，并不能证明因房颤的存在而不能进行二尖瓣球囊扩张术。

212. 房颤患者行二尖瓣球囊扩张成形术能否同时治疗房颤

风险是存在的，房颤患者术后发生血栓栓塞事件的概率很高。因此，术前要充分使用华法林抗凝，经食管超声检查有无心房血栓，使用 β 受体阻滞药控制心室率。术后恢复窦性心律的可能性极少。在有经验的医疗中心，二尖瓣球囊扩张术也可以同时进行房颤消融。

213. 肺动脉瓣狭窄介入治疗效果如何

肺动脉瓣狭窄（PS）多为先天性，根据跨瓣压力差分轻度、中度、重度。跨瓣压超过 50 毫米汞柱可以行肺动脉瓣球囊扩张成形术（PBPV）根治。手术简单，疗效明显，可以跟外科手术媲美。

214. 肺动脉瓣狭窄的介入手术过程是怎样的

穿刺股静脉，将导管或环形导丝送至肺动脉（最好是左下肺），再沿导丝植入球囊导管于肺动脉瓣口，充盈球囊直至狭窄形成的切迹消失，迅速回抽球囊，完全回缩后撤出。

215. 肺动脉瓣狭窄常用球囊扩张方法有几种

常用单球囊导管法（肺动脉瓣环直径＜20 毫米）、Inoue 球囊导管法（肺动脉瓣环直径＞20 毫米或体重＞20 千克），双球囊法（肺动脉瓣环直径＞20 毫米）。

216. 肺动脉瓣狭窄介入治疗的远期疗效如何

单纯肺动脉瓣狭窄是先天性畸形,PBPV 为根治性治疗,再狭窄率<1%,部分"再狭窄"的发生是由于球囊扩张不到位,瓣叶发育不良,肌性流出道狭窄所致。

217. 什么是主动脉瓣球囊成形术

主动脉瓣球囊成形术(PAV)是通过穿刺股动脉,将导管导丝送入主动脉瓣膜处,再沿导丝送入球囊(可使用单球囊或双球囊扩张法)迅速扩张球囊,可反复多次,造影评价扩张效果,压力下降30 毫米汞柱,仅能使瓣口面积达到 0.7~1.1 平方厘米,再狭窄率极高,因此 PAV 疗效有限。

218. 主动脉瓣膜病的治疗有什么新方法

目前,经导管主动脉瓣膜植入术已经在全球范围内发展并有很多的手术成功案例。目前,全世界有 10 多种瓣膜正在研发中。今后这些瓣膜可收回、可重置、可填充、可快速内皮化等,以期进一步降低手术并发症的发生率。

四、起搏器应用与治疗范围

219. 什么是起搏器

起搏器是一种植入体内,具有心脏起搏功能的电子治疗仪器,它通过脉冲发生器发放由电池提供能量的电脉冲,刺激电极所接触的心肌,代替心脏起搏,放入心房心室的电极能够感知到心脏搏动,在心跳缓慢不足以维持生命的情况下辅助心脏完成起搏功能,有效避免心跳过缓导致的脑缺血、缺氧、晕厥或死亡。起搏器包括

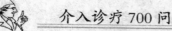

永久性起搏器和临时起搏器。

220. 永久性起搏器由什么组成,是如何工作的

由脉冲发生器(通常所说的起搏器)和电极导线组成。起搏器通过起搏导线获得心电信号,同时将起搏脉冲传递到心脏。

221. 起搏导线由哪些部分组成

起搏导线是一根连接心脏和脉冲发生器的绝缘电导体。包括电极端、导线体部和尾端的连接头。电极是起搏导线中最关键的部分,它是用来探测心电信号,把电刺激送入心脏。

222. 永久性起搏器电极用什么材料

电极导线使用的材料是不容易腐蚀或降解的,纯铂及其合金已经广泛使用。导线的外部材料是硅胶,它的柔韧性和长期生物稳定性较好,已经有 40 多年的使用历史。

223. 起搏电极是怎样固定在体内的

固定分"主动"和"被动"两种。被动电极被放置在右心耳或心室内膜密布的肌小梁间(图 34),短期内能够被轻微的外力拉出而脱出。植入后半年组织增生或纤维帽形成后,电极就很难拉出。主动电极更具创伤性,是将电极螺旋进入心内膜,可以固定在心脏的任何部位,伸缩自如(图 35)。优点是其稳定性高,拔出较方便,在美国已经广泛使用。

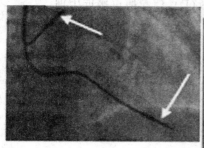

图34 心房被动电极 图35 心室主动电极

224. 植入起搏器的手术过程是怎样的

严格消毒皮肤后,锁骨下平行切口3~5厘米,逐层分离组织,暴露胸大肌筋膜层,制作起搏器囊袋。穿刺锁骨下静脉植入起搏导线分别至右心房、右心室,体外测试起搏电极的位置和各个参数,固定导线于胸大肌上,连接导线和脉冲发生器,彻底止血后,将导线与脉冲发生器理在制作囊袋中,缝合手术切口。

225. 永久性起搏器是怎样发展的

永久性起搏器的发展已经历经了第五个十年。随着起搏器功能优化,脉冲发生器变轻、变小,耐用性变长,花费逐渐下降,操作技术、安全性和复杂性明显提升。电池的寿命一直是个无法攻克的难题,因此"终生起搏器"暂时无法实现。

226. 永久性起搏器有哪些工作模式

永久性起搏器的工作模式有很多种,很多老的模式由于各种弊端已经不再使用。DDD模式是最常用的模式,它模仿心脏传导系统的内在激动顺序,顺序起搏心房和心室(D),感知心房和心室

(D),感知自身心室抑制激动发放(D),使起搏更接近生理。

227. 心动过缓是怎么回事,怎样治疗

心动过缓是指正常成人心跳每分钟低于 60 次,心动过缓可以是生理性也可为病理性。病理性包括窦房结功能障碍,房室传导阻滞。也可以是药物引起,自主神经调节异常引起。心率低到足以引起大脑低灌注,出现晕厥或近似晕厥。植入永久性起搏器是治疗心动过缓最有效的治疗手段。

228. 什么是植入型心律转复除颤器

植入型心律转复除颤器(ICD),也就是带有除颤功能的起搏器,是防治心源性猝死(SCD)的有效方法,国际上已经广泛应用。ICD 用于治疗持续性室性心律失常,或者作为二级预防,从而提高此类患者的存活率。ICD 分为单腔 ICD 和双腔 ICD。

229. 何谓心源性猝死

心源性猝死(SCD)一直以来都是造成人群死亡的第一位原因,尤其是经济发达的地区。SCD 的患者通常在症状出现 1 小时内出现,由于心脏原因导致的自然死亡,多以突然的意识丧失为表现,许多院外死亡也被研究者归类为 SCD。

230. 如何预防心源性猝死

预防的关键是在高危患者发生心搏骤停事件前被识别。植入 ICD 是避免发生心源性猝死的有效方法。在一级预防实验中,ICD 减低 SCD 高危患者死亡率达到 50%。

231. 心源性猝死的高危人群有哪些

高危人群为左室射血分数<30%;有晕厥前兆或晕厥史;非持

续性室速。

232. 何谓植入型心律转复除颤器的一级预防

仅适用于已经接受最佳药物治疗,且生存状态良好,预期寿命超过 1 年的患者。

233. 植入型心律转复除颤器的植入指征有哪些

植入指征为心脏骤停的幸存者,冠状动脉疾病,肥厚性心肌病,晕厥史伴有室速。

234. 除颤电极的形状是怎样的

一根带有两个除颤线圈电极的除颤导线(一个近心线圈一个远心线圈),远心线圈放置在右心室心尖部,近心线圈放置在上腔静脉和右心房交界处。

235. 植入心律转复除颤器后出现哪种情况需要尽快去医院

ICD 放电应立即电话咨询专业人员。不恰当的放电往往是 ICD 不能正确识别室上性心动过速,对生理信号的过度感知,或电极折断。

236. 什么是 CRT

CRT 是三腔起搏器,又称为心脏再同步化治疗,可以改善心衰患者的生活质量,尤其对左室功能不全、QRS 波群增宽的患者有明显作用,是一个全新的治疗措施。其是经过静脉植入左心室电极导线,逆行进入冠状静脉窦在左心室的分支放置电极导线,实现左心室的起搏。

237. 什么是 CRT-P

CRT-P 是可植入式三腔起搏器,除了右心房起搏外,还有左右心室电极同时起搏的功能,能有效提高左右心室不同步的心力衰竭患者的生命质量。

238. 什么是 CRT-D

CRT-D 是带有除颤功能的三腔起搏器,除了有起搏和抗心衰功能外,还有除颤功能,能有效预防室颤引起的心源性猝死。大部分致命性心律失常高危患者得益于 CRT-D 的治疗。

239. 什么情况下需要植入 CRT-P 和 CRT-D

2012 最新欧洲心脏病学会公布,CRT-P/CRT-D 主要针对心功能Ⅲ~Ⅳ级的心衰患者,可以明显提高此类患者的生命质量。

240. 三腔起搏器治疗有没有年龄限制,儿童可以植入吗

严格说,三腔起搏器(CRT)的治疗一般不考虑年龄,取决于患者可能从中获得的益处。基本上 CRT 的治疗限于成年人,除非儿童患者也符合 CRT 治疗标准。

241. 植入三腔起搏器后是否可以替代药物治疗

三腔起搏器(CRT)的治疗目标是改善患者生活质量,但并不是替代药物治疗。植入 CRT 后协同药物治疗,可以明显改善患者预后。

242. 心力衰竭如何诊断

心力衰竭主要靠心衰症状和心脏超声来诊断。心脏超声可以明确患者心脏功能,包括收缩功能和舒张功能。测定左心室射血

分数(EF)是评估左室收缩功能最常用指标。

243. 胺碘酮治疗室性心律失常中的方法和注意事项有哪些

胺碘酮是室性心律失常的首选药。首次剂量是 150 毫克,用 5‰葡萄糖液稀释后静脉推注,随后将 300 毫克胺碘酮加入 5‰葡萄糖注射液至 50 毫升持续泵入。胺碘酮可以引起静脉炎,最好选用中心静脉,紧急情况下使用肘正中静脉,10 分钟推入。如无效,5～10 分钟后可重复使用 150 毫克。

244. 胺碘酮有哪些不良反应

静脉使用胺碘酮时,主要不良反应是低血压和心动过缓,所以在使用时应严密观察血压和心率的变化。口服胺碘酮时会出现甲状腺功能异常或肺纤维化,应定期化验甲状腺功能,体检建议拍胸片。

245. 食管调搏的适应证是什么

用于鉴别窄的 QRS 波心动过速,通过食管调搏分析 P 波和 QRS 之间的关系,鉴别是哪一种心动过速,并终止阵发性室上性心动过速。

246. 心力衰竭的病因有哪些

心力衰竭的病因很多,任何加重心脏负担、造成心肌损伤或心肌代谢异常的因素都可引起心衰,如各种严重的先天性心脏病、心脏瓣膜病,各种心肌病,快速性心律失常,糖尿病,冠心病,急、慢性心肌梗死等。

247. 患者如何判断自己有心力衰竭症状

心衰症状是诊断心衰的第一步。早期表现为重体力活动时感胸闷、气短、呼吸困难、乏力,甚至肢体水肿。如果不用药物控制,病情往往逐年加重,活动耐力逐年下降,直至不能平卧。

248. 心力衰竭患者的治疗策略是什么

首先应积极治疗原发病。比如急性心肌梗死的患者先要开通"罪犯血管",快速房颤的患者要尽快药物控制心室率,或同步电击恢复窦性心律。其次接受心脏再同步化治疗(考虑器械植入),可植入 ICD、CRT 或 CRT-D。

249. 植入起搏器后患者的胳膊多长时间可以动

为了防止起搏电极脱位,术后 7 天内术侧肩关节避免外展活动和抬手过肩。术后 3 个月内还要减少上肢的推、拉、牵、上举等动作,如坐公共汽车时避免拉吊环,避免拖地等牵拉动作。

250. 植入起搏器的患者需要做造影检查吗

两者无相关,起搏器是解决心脏跳动和节律问题。而冠状动脉造影是检查心脏是不是缺血。但很多做起搏器的患者年龄比较大,可能也存在冠心病,根据患者症状及辅助检查,如果有必要根据医生的建议再行冠状动脉造影检查。

251. 植入起搏器后还能做其他手术吗

可以做其他手术,起搏器不会给其他手术治疗带来任何不便,反而会让患者接受手术时更安全。但是在使用电刀前须由心脏专科医师对起搏器模式进行调整。

252. 如何看待起搏器感染的问题

自从 1958 年世界上第一台埋藏式人工心脏起搏器植入人体以来,全球有 300 万以上的心动过缓患者接受了起搏器的治疗。但术后感染是较为常见且严重的并发症,给患者带来了痛苦,增加了经济负担,因此要非常重视。

253. 起搏器感染是怎么回事

主要感染来源于术中囊袋局部皮肤污染,身体其他部位的感染经血行传播是导致囊袋感染的另一来源。感染急性期,是起搏器植入后 1～2 个月,也可以发生在植入后 8～12 个月,又叫迟发型感染。

254. 起搏器感染有哪些表现

有的患者直接表现在囊袋或囊袋周围的红、肿、热、痛,甚至局部组织的破溃,导线外露。也有局部症状伴随全身症状,有很少比例的患者仅仅有全身症状而没有囊袋局部的红肿。

255. 如何预防起搏器感染

起搏器植入早期要注意保护切口,避免摩擦和碰撞,保持局部伤口干燥清洁。后期增强身体抵抗力,积极控制身体其他部位的感染,切口如有不适应立刻到正规医院检查。

256. 植入起搏器后需要复查吗

当然需要复查。除了需要了解起搏器的工作状态外,还要关注患者的临床症状,有无心律失常事件没有被起搏器识别。

257. 怎样对植入永久性起搏器患者进行随访

最近远程随访系统的发展简化了起搏器植入患者的随访工作。通过远程遥测，医生就可以获得患者的心律失常事件，导线工作系统、ICD是否发生电击等重要资料。尽管我国还不是每一部起搏器都能实现这种遥测功能，随着电子信息技术的飞速发展，相信这一天会很快到来。

五、射频消融诊疗

258. 什么是射频消融

射频消融是通过股动静脉、颈内静脉、锁骨下静脉的途径，把电极导管插入心脏，用电生理标测技术找到心脏内异常电传导通道，或异位搏动点，利用大头导管顶端的电极在心肌组织内产生阻力性电热效应，使心肌细胞干燥坏死，达到治疗快速性心律失常的目的。

259. 什么是预激综合征

预激综合征是由于在房室间存在特殊的传导通路，经常发生心动过速，可达150次/分以上。

260. 什么是房颤

房颤是心房电活动消失（P波消失），代之的是快速无序的心房颤动波，是严重的心房电活动紊乱。阵发性房颤是指持续时间>2分钟且<7天，可自行终止，持续超过7天的房颤为慢性房颤。

261. 房颤怎样分型

2010 年 ESC 房颤指南中将房颤分为 5 型：初次诊断的房颤、阵发性房颤、持续性房颤、永久性房颤、长期持续性房颤。

262. 发生房颤可以电击治疗吗

一般来说，新发房颤和短暂持续性房颤可以住院行同步电复律，配合胺碘酮等药物治疗，多数效果令人满意。

263. 同步电复律与非同步电复律有什么不同

同步电复律是在患者心电图的 R 波上释放电流，这样保证不会在 T 波上放电而中断心脏复极过程，避免了在相对不应期上放电，否则容易诱发室颤。

264. 房颤有危险吗

房颤发生后由于心房失去了有效的收缩和舒张，导致泵功能下降或丧失，房室结对心房的递减传导使心室率极不规则，因此有较高的致死率和致残率。长期持续性房颤如果不及时用药或治疗，往往会在左心耳处形成血栓，栓子脱落会导致脑梗死等严重并发症，轻则致残，重则致死。

265. 房颤能根治吗

任何一种治疗方法都不是绝对的，就像房颤，想得到很好治疗，除了积极用药，射频消融，还要积极治疗原发病，控制高血压，纠正贫血和肾功能，控制血糖等。

266. 房颤治疗的最好方法是什么

就目前来说，导管消融也是治疗房颤最有效的方法之一，曾经引起争议,但经过几年的发展,消融技术已经完全成熟。相对费用也较高,可以根据经济能力选择。药物治疗以抗凝为主。

267. 房颤药物治疗目的是什么

其治疗目的主要是预防血栓栓塞,控制心室率,使房颤转复恢复窦性心律,预防房颤。

268. 治疗房颤的药物很多,该如何选择

华法林和阿司匹林是既经济又有效的两种药物。但一定要在医生指导下服用。

269. 房颤消融效果怎样

毋庸置疑,导管消融是房颤治疗最重要的手段(图36)。最新研究显示,24 个国家 521 个中心的房颤患者采用导管消融成功率较高,阵发性房颤和持续性房颤的治愈率可达到 83.2%。

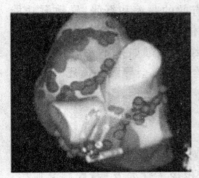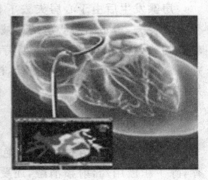

图36 房颤消融示意图

270. 射频消融的复发率是多少

室上性心动过速的复发率 1‰～2‰；房颤消融的复发率 10%～20%。

271. 心律失常的紧急处理措施有哪些

常用的紧急处理措施是临时起搏、电复律、食管调搏术。

272. 室上性心动过速有遗传吗

目前认为，室上性心动过速没有遗传性。

六、心脏介入诊疗新技术和新理念

273. 什么是室颤

室颤是心脏毫无规律地无效收缩，表现为突然晕厥，心搏骤停，查无脉搏。

274. 发生心室颤动应如何治疗

治疗室颤唯一的方法就是立即终止室颤。进行体外电击除颤恢复窦性心律，并进行心脏按压，心肺复苏。室颤反复发作的患者，可选择体内植入式除颤器治疗（植入 ICD）。

275. 什么是同步电除颤

是采用 R 波启动同步放电，电脉冲发放落在 R 波降支（心室绝对不应期），避免电脉冲落在 T 波峰值前 30 毫秒的心室易损期而导致室颤。用于室颤以外的异位快速心律失常。

276. 什么是非同步电除颤

心室颤动很少能自发转复为窦性心律,一旦发现应立即选择最大的电能量进行非同步电除颤。

非同步电除颤就是可以在心动周期的任何时间放电,电脉冲的发放和 R 波无关。例如,室颤时心室肌激动呈极不规则,因此必须使用非同步电除颤转复。

277. 除颤器的使用步骤有哪些

首先准确识别心电图,涂抹导电糊于电极板上,选择最大能量,充电,确认大家都离开床旁,放电。

278. 选择除颤能量时应注意什么

室颤持续时间越长,终止越困难,最新的指南建议成人首次就选择最大能量除颤(双向电流 200 焦耳),尽量 1 次电击成功。如果连续 3 次除颤不能成功,可应用肾上腺素 1 毫克再行除颤。有研究证实肾上腺素能使颤动波形更明显和粗大,对除颤更敏感。

279. 什么是心脏电风暴

电风暴是最严重的室性心律失常。通常指短时间内(24 小时)由于心脏电活动不稳定而发生 3 次以上快速室性心律失常或室颤,并需要紧急治疗的症候群,多数患者有器质性病变和心脏结构改变。

280. 什么是血管内超声

血管内超声(IVUS)在介入诊断和治疗中提供了冠状动脉解剖结构的直观图像,IVUS 是将微型超声探头通过导管送入冠状动脉,它可以看到冠状动脉血管的横截面,直接测量管腔内径及堵塞面积,不仅如此,IVUS还可以显示管腔内的软组织,明确斑块形状和性质,增加临界病变的正确诊断性。

281. 血管内超声的优势是什么

从血管腔内显示冠状动脉血管的横断面,不但显示冠状动脉管腔的狭窄情况,还能了解冠状动脉血管壁的病变,包括斑块的性质、斑块破裂的位置、有无血栓形成等,还可以发现介入术后支架贴壁情况,是否有夹层、血肿、穿孔等并发症,尤其在左主干病变的介入治疗中起非常重要的指导作用。

282. 什么是血流储备分数

血流储备分数(FFR)是指当冠状动脉存在狭窄时可以获得的最大血流灌注与冠状动脉正常时能够获得的最大血流灌注之比。

283. 血流储备分数测定有何意义

它作为冠状动脉血管功能性评价的指标,是一项简单、精确、性价比较好的技术,对临床指导价值最高,能证实PCI治疗是否必要。

284. 血流储备分数的测量有什么优势

血流储备分数导丝可以作为PCI导丝使用,安全性好,如操作熟练几分钟就能完成,并不增加手术风险和费用。尤其在多支弥漫性病变处测定FFR,为植入支架提供循证依据,减少不必要的支架植入和PCI带来的风险。

285. 血流储备分数在冠状动脉PCI中的应用价值如何

冠状动脉在无狭窄的情况下,血流储备分数的值为1.0,FFR<0.8,表示冠状动脉的狭窄与缺血有关,应该PCI治疗;FFR

＞0.8 时应考虑药物治疗；PCI 术后评价 FFR＞0.9 表示 PCI 成功。

286. 冠状动脉旋磨术所需设备和耗材有哪些

有主机、推进器、脚踏控制板、高压气体罐、旋磨导管和不同型号的旋磨导丝组成。

287. 旋磨术中如何配置用药

除了常规使用肝素外，还要配置旋磨专用的"鸡尾酒"冲洗液。常用配方：500 毫升生理盐水中加入肝素 5 000 单位，硝酸甘油 2 毫克、维拉帕米 2.5 毫克。

288. 冠状动脉旋磨术常见并发症和禁忌证有哪些

常见并发症，有冠状动脉痉挛、心动过缓或房室传导阻滞、慢血流/无复流、冠状动脉夹层、冠状动脉穿孔等。

主要禁忌证，有冠状动脉严重钙化且成角病变，以及非钙化病变。

289. 什么是冠状动脉旋磨术

经皮冠状动脉旋磨术（PTCRA）是采用橄榄型的带有钻石颗粒旋磨头，通过高速旋转选择性磨去冠状动脉中坚硬的纤维组织或钙化的斑块，使冠状动脉形成一个光滑的内腔通道，达到开通闭塞的冠状动脉的目的，利于球囊、支架等器械通过，最终治疗冠心病。

290. 冠状动脉旋磨术的原理是什么，会不会损伤正常血管

旋磨术的原理是"差异性切割"和"选择性切割"，也就是只切割有钙化的斑块而不切割有弹性的组织和正常冠状动脉，因此旋

磨术是安全的。

291. 冠状动脉旋磨术的适应证是什么

主要适应证为钙化或纤维化病变,球囊不能通过或无法扩张的病变,也可以用于冠状动脉开口病变,分叉病变、支架内再狭窄,提高支架植入术的成功率。

292. 什么是血栓抽吸术

急性心肌梗死往往是由于冠状动脉粥样硬化斑块急剧破裂导致局部血栓形成堵塞冠状动脉,直接 PCI 是开通闭塞动脉恢复血流的最好手段,在 PCI 之前把血栓抽出是最有效的措施之一。血栓抽吸术是将一个带有负压的导管放入血栓处,将血栓抽出体外(图 37),从而改善心肌再灌注,降低无复流发生率。

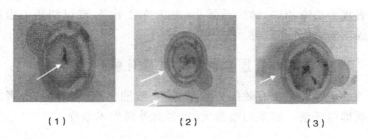

（1）　　　　　　　　（2）　　　　　　　　（3）

图 37　冠状动脉血栓抽吸

293. 血栓抽吸后可不可以不放支架

要根据血管情况和患者整体状况。如果冠状动脉血管粗大,抽吸后没有残余狭窄可以考虑不植入支架,2 周后复查造影。如果病变血管内膜有明显损伤,抽吸后还有残余狭窄,最好植入支架,否则有冠状动脉再次堵塞的风险。

294. 什么是急性心脏压塞

急性心脏压塞是介入治疗常见并发症之一，是心包腔内液体急剧增多造成心包压力升高而产生的血流动力学变化的一组征象。

295. 介入手术导致的急性心脏压塞主要原因是什么

冠状动脉介入器械损伤，如导丝、球囊；射频消融时间过长或病变较复杂的消融，比如房颤消融治疗；先心病封堵时导管穿透左心耳等。

296. 急性心脏压塞常见症状是什么

心包腔短时间内出血量超过 100 毫升就可以有压塞症状。早期表现为心率加快，脉压差减小，血压持续下降，难以纠正。患者烦躁不安，面色苍白等。

297. 急性心脏压塞的处理措施有哪些

心包穿刺是最有效的处理措施，一般抽出 50 毫升后，患者的症状即可缓解。如果出血量大，可紧急外科手术治疗。

298. 常用的心包穿刺部位在哪里

在左侧肋缘和剑突下 2 厘米交汇处，局部麻醉后用 16～18 号穿刺针呈额状面 30°～40° 斜行刺入心包腔，此处为积血最多最低的部位，有明显落空感，有新鲜不凝固的血液，可证实为穿刺成功。

299. 心包引流管留置时间为多长

应视引流液量决定。如无进行性出血，血流动力学稳定，观察 6～12 小时即可拔除。

300. 冠状动脉介入治疗常见并发症有哪些

主要是冠状动脉并发症、穿刺血管并发症和其他非血管并发症。

301. 冠状动脉造影术的并发症包括哪些

冠状动脉夹层、穿孔,大分支闭塞造成的心肌梗死,血压降低,心脏压塞。

302. 穿刺血管并发症包括哪些

可见穿刺血管出血、血肿,动静脉瘘,假性动脉瘤,迷走神经反射等。经股动脉穿刺可见腹膜后血肿;经桡动脉穿刺可有桡动脉狭窄闭塞,严重可导致前臂骨室间前膜综合征。

303. 经皮冠状动脉介入的非血管并发症包括哪些

冠状动脉 PCT 主要并发症包括造影剂肾病,过敏反应。

304. 术中出现心搏骤停怎么办

立即开始并持续 CPR,采用非同步电除颤。开放气道,必要时气管插管,高流量吸氧。

305. 什么是肾动脉去交感神经术

肾动脉去交感神经术(RSD)是一种新兴的治疗顽固性高血压的办法,经股动脉途径将改良的射频消融导管伸到肾动脉内,通过局部电频热能消除分布于肾动脉壁浆膜层浅表的肾脏传入和传出交感神经纤维,降低肾脏甚至全身的交感神经活性,具有创伤小、易操作、并发症少等特点。前提是患者没有肾动脉的狭窄,使用消融导管在肾动脉分叉前回撤消融 4~7 个点,实现肾动脉去交感神经术达到治疗高血压的目的。

306. 什么是经导管主动脉瓣置入术

经导管主动脉瓣置入术是指通过股动脉送入介入导管,将人工心脏瓣膜送至主动脉瓣区打开,从而恢复瓣膜功能。主动脉瓣狭窄(AS)居于目前西方国家瓣膜病发病之首,且发病率随年龄增加迅速上升。

307. 什么是光学相干断层成像技术

光学相干断层成像技术简称OCT,是近年来发展起来的血管内影像学技术。更适于观察和测量斑块纤维帽厚度,检测易损斑块,评价支架植入后效果和内皮修复增生情况,被业内人士称作"活体显微镜"。

308. 光学相干断层成像技术的工作原理是什么

光学相干断层成像技术(OCT)是新一代血管内影像学技术,利用光学干涉仪发射低能量近红外光源,通过导管技术,成像光纤导丝可提供二维或三维重建图。

309. 光学相干断层成像技术与血管内超声相比有何不同

血管内超声在弥漫病变诊断中由于分辨率较低,应用受限。OCT比IVUS分辨率高近10倍,因此可提供接近于组织学水平的超高分辨率图像。

310. 光学相干断层成像技术的优势是什么

光学相干断层成像技术(OCT)对于易损斑块的评价,如斑块破裂、冠状动脉内血栓、薄帽的纤维粥样斑块远远超过传统的显像方式。OCT还可以清楚地显示出支架贴壁不良,晚期内膜增生等。

311. 光学相干断层成像技术有什么好处

光学相干断层成像技术(OCT)的好处是能更好判断斑块形态和性质,检测出易损斑块,协助识别红色血栓和白色血栓,能即刻评价支架植入后的效果,早期发现贴壁不良,以便及时处理残余病变。对于支架植入后的随访,OCT可观察到支架丝被内膜覆盖的程度,为精确测量内膜增生厚度提供证据。

312. 磁导航技术是怎么回事

磁导航是利用磁场来操控血管内电极导管进行心电生理学检测和消融的治疗新技术。要求在室内安装大型磁铁设备,能接受磁场控制的特殊导管。术者可以通过手柄在导管室外控制导管,在磁场控制下可以大角度旋转,存储导管位置信息,精确将导管移至曾经到达过的位置。

313. 什么是血管内放射治疗

血管内放射治疗(VBT)是采用 β、γ 两种放射源治疗 PCI 术后再狭窄的一项技术,2010 年 11 月,美国 FDA 批准 VBT 用于支架内再狭窄(ISR)的治疗。

314. 血管内放射治疗的原理是什么

通过抑制中、外膜平滑肌细胞增殖及减轻血管重塑,防止再狭窄发生。使用中选择最佳剂量对治疗效果极为关键。

315. 什么是主动脉内球囊反搏术

主动脉内球囊反搏(IABP)是一种机械循环辅助的方法。是将带有球囊的导管放入锁骨下动脉和肾动脉之间,通过球囊充气放气的过程辅助心室运动。

316. 主动脉内球囊反搏的放置过程是怎样的

主动脉内球囊反搏(IABP),经股动脉穿刺将反搏球囊导管沿着钢丝放入降主动脉,导管顶端位于左锁骨下动脉开口下 2cm处,球囊尾端置于肾动脉上方的位置。固定导管外露部分于大腿内侧。

317. 主动脉内球囊反搏的工作原理是什么

心脏舒张时,主动脉内球囊充盈可以增加冠状动脉灌注压,同时改善心肌供氧和需氧的关系;收缩期前球囊排空则降低左心室射血阻抗,减少心肌做功耗氧,改善心排血量。

318. 主动脉内球囊反搏在临床的应用范畴有哪些

主动脉内球囊反搏最早使用在各种原因引起的泵衰竭,心肺复苏后,人工心脏的过渡治疗中。在急性心肌梗死并发机械性并发症的患者,或药物控制无效的心源性休克患者中,应尽早使用主动脉内球囊反搏有助于尽快稳定患者血流动力学状态。应用主动脉内球囊反搏稳定患者血流动力学状态后,进行再灌注治疗应当成为高危心肌梗死合并心源性休克患者的常规治疗并尽快施行。

319. 主动脉内球囊反搏在临床的应用现状如何

主动脉内球囊反搏有助于稳定患者血流动力学状态,被强烈推荐,然而临床实践中主动脉内球囊反搏使用率还是非常低。同时我们应当通过提高医生对这种技术的认知度、普及主动脉内球囊反搏知识和操作,改变主动脉内球囊反搏在临床使用率过低的现状,从而达到降低病死率,改善临床预后的目的。

320. 慢性闭塞病变介入治疗有什么新进展

随着经验的积累和器械的改进,近年来慢性闭塞病变(CTO)介入治疗技术发展迅速,除了传统的交换钢丝、平行导丝、导丝互参照、双导丝技术,多导丝斑块挤压技术,乃至逆向导丝技术的临床应用也日趋普遍。

321. 主动脉内球囊反搏使用中的护理要点有哪些

反搏机械使用中监测 APTT 值,维持在 60～80 秒,持续肝素泵入;定时观察压力曲线并记录;停机时间不能超过 30 分钟,否则球囊上容易血栓形成。股动脉处的常规护理,避免导管打折;定时活动肢体,防止静脉血栓形成。

322. 如何理解杂交技术治疗冠状动脉多支病变

杂交技术(Hybrid)指利用非体外循环下的微创冠状动脉旁路移植术(MIDCAB)建立左乳内动脉与前降支吻合,其他冠状动脉血管的病变通过介入治疗处理,同时完成血运重建。

323. 杂交技术治疗冠状动脉多支病变的优势是什么

内外科治疗冠状动脉多支血管病变各有不足,杂交技术(Hybrid)将两者有机结合,取长补短,住院时间缩短,死亡率和病死率低,感染和神经系统并发症少,输血需求减少等,给高龄、左心功能不全等患者带来了希望。当然,Hybrid 技术刚刚起步,真正推广应用还任重道远。

324. 左主干病变的介入治疗现状如何

左主干病变死亡率高,介入手术风险极高,术后猝死率也明显高于其他病变。近年来,无保护左主干介入治疗成为探索新领域,从绝对禁忌证转变为相对禁忌证,且手术成功率超过90%。

325. 微创手术的概念是什么

随着心脏不停跳搭桥术(OPCAB)的发展,产生了微创手术的概念。微创手术不是小切口的代名词,微创的 CABG 是外科创伤尽可能小的心肌再血管化技术和程序,包括快通道麻醉和快速康复措施。目前开展了内镜辅助 CABG 技术、机器人系统操作心肌再血管化手术等,丰富了微创的概念。

326. 心脏搭桥手术怎样分类

心脏搭桥手术有两种,一种是心脏不停跳搭桥手术(OP-CAB),一种是心脏停搏下搭桥手术(CABG)。

327. 什么是心脏不停跳搭桥术

心脏不停跳搭桥术(OPCAB)被认为是传统心脏搭桥手术替代者。OPCAB 可分两大类:一是不用体外循环,非停跳搭桥;二是需要体外循环,经胸壁视窗心脏手术。

328. 心脏不停跳搭桥术与传统的搭桥手术相比有什么优势

心脏不停跳搭桥术不用体外循环,避免了因心肌缺血导致的再灌注损伤,降低心外科手术风险;创伤小,术后康复快,能有效地减少各种并发症,如术后心肌梗死、心律失常发生率明显下降等;扩大了手术适应证,患者住院时间缩短,同时也减轻了患者经济负担。

七、先天性心脏病介入诊疗

329. 常见的先天性心脏病有哪几种

根据缺损解剖部位不同大致分为房间隔缺损、室间隔缺损、动脉导管未闭、肺动脉瓣狭窄等。有的只有单纯一种畸形,还有的是多种缺损并存。

330. 先天性心脏病有遗传吗

先天性心脏病不属于遗传性疾病,但是有一定的家族发病趋势。产前严格筛查已经大大降低了先天性心脏病的出生率。先天性心脏病很多见,发病率为人群的 0.3%～1%。

331. 什么是小儿先天性心脏病的介入治疗

先天性心脏病介入治疗是在 X 线或超声心动图的指引下,通过穿刺血管(一般采用大腿根部血管),将导管及特制器材(球囊导管或金属封堵器)送至病变部位,进行封堵、填塞、扩张等达到治疗目的的一种微创方法。

332. 先天性心脏病介入治疗的优点是什么

先天性心脏病的介入治疗具有创伤小、痛苦少、住院时间短、成功率高、不需要气管插管麻醉等优点,且不留任何瘢痕,达到根治的目的。

333. 先天性心脏病的介入治疗效果怎么样

据以往资料显示,动脉导管未闭的介入封堵治疗有效率达98%以上,房间隔封堵术的介入成功率也达到了97%,室间隔膜局部缺损封堵成功率也大大提高,严重并发症的发生率明显下降。典型的肺动脉狭窄使用球囊扩张术已经基本替代了外科治疗。

334. 我国先天性心脏病介入治疗的水平如何

我国先天性心脏病介入治疗近 10 年来发展迅速,达到了国际先进水平,并处领先地位。随着宣传的扩大和医学知识的普及,越来越多的患者首选这一治疗方法。值得一提的是先天性心脏病的介入治疗不影响儿童正常学习,只是在术后半年内要避免剧烈运动。

335. 哪些先天性心脏病可以介入治疗

先天性心脏病介入治疗虽然优点很多,但也由于操作技术、方法及治疗器械的限制,仅有一部分的先天性心脏病可以进行介入治疗。如:先天性心脏病动脉导管未闭、肺动脉瓣狭窄、肺动静脉瘘、大部分的房间隔缺损、室间隔缺损、冠状动脉瘘、主动脉狭窄、肺动脉狭窄及血管畸形等。具体要根据患者心脏超声检查和病变情况来决定能否可以选择介入治疗。

336. 先天性心脏病介入治疗是怎样进行的

首先,术前必须到医院进行各种常规检查。手术时,患者在清醒状态下进行(5 岁以下患儿采取基础麻醉);穿刺股动脉或股静脉,将球囊、封堵器及其他介入治疗器械,通过走行于血管中的导管送至心脏缺损或病变处,根据病种的不同进行治疗(包括球囊扩张、封堵、栓塞等)。治疗完成后,将导管撤出,局部压迫止血。

337. 什么是房间隔缺损

房间隔缺损(ASD)是指房间隔部位的先天性缺损,导致左右心房之间形成交通和血液分流的病变。

338. 房间隔缺损分哪些类型

根据缺损出现的部位不同，可以将缺损分五型：继发孔型、原发孔型、静脉窦型、冠状窦型和混合型。不同类型的缺损手术难易程度差别很大。

339. 房间隔缺损介入手术过程是怎样的

首先通过彩色超声对缺损部位和大小定位，然后选择封堵器（封堵器较缺损处大2～4毫米），穿刺股静脉放入鞘管，从右心房进入左心房形成一个通路，将带有封堵器的输送系统送入缺损位置，先打开左心房面的伞，将封堵器的腰部拉到缺损部位，再打开右心房侧的伞，从而封闭左右心房间的通道。释放封堵器后即刻拔出股静脉鞘管，6小时后可以下地活动。

340. 房间隔缺损治疗成功的标准是什么

彩超下无或少量残余分流可以视为手术成功，如有残余分流3个月后复查彩超。

341. 多孔的房间隔缺损能不能行介入封堵

现在介入技术已经相当成熟，原来认为的多孔型ASD都可以通过放置一个到多个封堵器封堵多个缺损。

342. 什么是室间隔缺损

室间隔缺损（VSD）是室间隔膜部的发育异常导致两侧心室间出现异常分流的病变。有40%的患儿在3岁前闭合，此后闭合率降低。VSD的分型有膜周型、嵴上型、流入道型、肌部型四种。

343. 室间隔缺损介入手术过程是怎样的

首先在左心室放入猪尾导管,在 X 线下打入造影剂,判断缺损的大小形状。再建立股动静脉通路,沿着钢丝轨道将封堵器输送导管于左右心室间,顺序打开左右侧心室的伞,反复牵拉确认不会脱落后,再行左室造影评价,如无残流,释放封堵器,拔出股动静脉鞘管,手术完成。

344. 什么是动脉导管未闭

动脉导管未闭(PDA)是胚胎期开放的动脉导管于出生后未能正常闭合导致的主动脉和肺动脉间异常连接,缺损位于主动脉峡部和左肺动脉根部之间。占先天性心脏病总数的 20%。80%的婴儿在出生后 3 个月内闭合,95%在出生 1 年内闭合。PDA 按形态分为圆柱形、漏斗形、窗形、动脉瘤型、哑铃形。

345. 动脉导管未闭介入手术过程是怎样的

单纯 PDA 的介入治疗较为简单。经动脉把导管送入降主动脉上缘,在 X 线下打入造影剂,确认 PDA 的形态大小;再把导管和输送系统经下腔静脉、右心室到主肺动脉,通过 PDA 将封堵器从主动脉内拉向 PDA 处,再次造影观察有无残余分流,释放封堵器,拔出股动静脉鞘管(图 38)。

346. 什么是肺动脉瓣狭窄

肺动脉瓣狭窄(PS)是先天性或后天病因引起,肺动脉瓣上或瓣下有狭窄,占先天性心脏病的 8%~10%。可以单独存在也可以与其他畸形同时存在。主要是三个瓣叶交界处融合一个隔膜,中央有 2~3 个孔,肺动脉瓣环也可狭窄,瓣叶结构异常不能活动,肺动脉壁变薄并扩张。

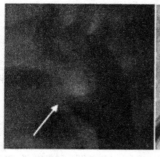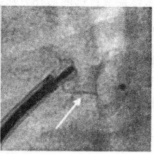

（1）术前   （2）术后

图38　动脉导管未闭封堵前后

347. 肺动脉瓣狭窄的介入治疗是怎样的

肺动脉瓣狭窄（PS）介入手术方法有3种：单球囊法、双球囊法（青年和成年人）、Inoue法（可代替双球囊法），目前Inoue法已经成为常规治疗方法。

348. 肺动脉瓣狭窄的介入手术过程是怎样的

肺动脉瓣狭窄（PS）介入前需要在X线造影下评价狭窄的程度，选择球囊的大小，将球囊导管从下腔静脉依次经右心房、右心室、右室流出道到达肺动脉内，将球囊放置在瓣口的位置，在X线下检测充盈的球囊，反复扩张几次后，再次造影评价是否解除了右心室前向血流梗阻情况。效果满意则拔出股静脉鞘管，手术结束。

349. 肺动脉瓣狭窄的介入手术和外科手术相比有哪些优越之处

首先从效果上讲，介入治疗可以与外科手术效果媲美，介入治疗并发症低，不用输血，不用全身麻醉，费用上相近。介入治疗是肺动脉瓣狭窄首选的治疗方法。

350. 先天性心脏病介入治疗用什么麻醉方式

一般来讲,只要能配合手术过程,可以采用局部麻醉,常用3%～5%利多卡因。对年龄过小,哭闹不能配合的孩子采用全身麻醉,喉罩的使用避免了气管插管带来的损伤和并发症。

351. 选择什么样的封堵器好

封堵器按产地分国产和进口。国产封堵器可操作性和效果都非常可靠,费用也低很多,因此被临床医生广泛使用,患者也容易接受。

352. 先天性心脏病所用的封堵器是什么材料制成的

封堵器属于镍钛合金丝编织的双盘结构,腰部内三层聚氨酯纤维片能够促进血小板和纤维素的附着、聚集形成血栓,逐渐充填封堵器内的缝隙,新生的心内膜细胞会在 3 个月内完全覆盖这个网状结构,直至缺损完全闭合。

353. 先天性心脏病使用的弹簧圈材质是什么样的

不同公司的产品使用材料不尽相同。Cook 公司的可控弹簧圈为白金和高分子纤维制成,其有不锈钢内芯,具有防磁性。德国 PFM 公司生产的 PFM 弹簧圈为哑铃状,根据弹簧圈两端螺旋连接镍钛记忆合金而分为标准型(无记忆合金)、加强型(主动脉侧为记忆合金)和 S 性(两端都有记忆合金)。

354. 植入体内的弹簧圈能否脱落

不会脱落。弹簧圈植入 6 周至 3 个月,新生的心内膜可完全覆盖弹簧圈结构,与大动脉连为一体,不可能脱落。

八、心血管疾病康复治疗

355. 心脏康复的概念是什么

最早的心脏康复是指心脏病患者的身体、心理和社会功能达到最佳状态。2001年,CACR定义心脏康复为通过个体化康复程序提高和维持心血管健康,达到理想的身体、心理、社会、职业和情绪状态。现在心脏康复的内容,增加了冠心病的一级、二级和三级预防等方面的内容。

356. 心脏康复的内容包括哪些方面

包括运动疗法,医学评估,心理和健康教育,危险因素控制,医学监督等方面的综合内容。

357. 冠心病患者植入支架后可以运动吗

当然可以运动。大部分植入支架的患者都会担心运动导致的"支架脱落",这是没有科学依据的。

358. 怎样理解冠心病患者的运动疗法

运动疗法是心脏康复重要组成部分,任何适度的、个体化的负荷运动不仅不会加重冠心病患者的病情,相反可以逐步提高患者的心脏功能和耐受力,促进冠心病患者早日回归社会,过上健康生活。

359. 如何对冠心病患者进行运动指导

冠心病患者适合有氧运动,提高人体使用氧气的能力。特点是强度低、有节奏、不间断,比如快速步行、骑车、爬山、踢毽子等。

360. 冠心病患者运动强度怎样控制

记住 1357 这几个数字。也就是说坚持锻炼每日 1 次,时间大约 30 分钟,每周确保 5 天运动,心率每分钟不超过 170 次为好。

361. 冠心病的危险因素有哪些

主要因素有年龄、性别、高血压、高血脂、吸烟和糖尿病。另外还跟职业、饮食习惯、体重超重、肥胖、精神紧张或长期压抑、遗传有关。

362. 冠心病的二级预防包括哪些

主要是健康教育、非药物治疗(合理饮食、适当锻炼、戒烟、限酒、减轻体重)和药物治疗。药物治疗包括降糖、降脂、降压、终身服用阿司匹林。

363. 吸烟真的可以引起冠心病吗

烟草中的多种有害物质导致血管内皮功能紊乱,促进血栓形成,增加炎性反应,增强氧化修饰,促使冠状动脉硬化斑块的形成和进展。经过半个世纪的研究,吸烟已经被公认为冠心病的主要危险因素之一,每天吸烟 20 支以上可以使冠心病的风险上升 2～3 倍。

364. 为什么冠心病患者要严格戒烟

烟草中的尼古丁会直接损伤动脉血管壁的内膜导致动脉粥样硬化,冠状动脉痉挛。戒烟能有效降低猝死发生率和防止再发心肌梗死。

在冠心病的所有危险因素中,戒烟是最可能被采纳预防和控制的因素,它的直接效应和间接效应都很明显。即使发生了心肌梗死,戒烟也能显著降低死亡率 30％～40％,戒烟的好处甚至超过了药物治疗。

365. 指导患者戒烟的最好时机是什么

住院期间是戒烟的最好机会。医护工作者应该强烈建议患者戒烟,作为心脏病患者康复中的重点监测项目之一。但多数患者会在出院后复吸,这需要更多的宣传甚至药物戒断。

366. 我国高血压患者的现状如何

高血压病跟冠心病一样有隐蔽性和长期性,对这种病的防治还没有引起足够重视。美国的做法值得借鉴,几十年前,美国对高血压、高血脂、高胆固醇血症的控制力度加大,到目前为止,美国的心血管病死亡率呈下降趋势。

367. 什么是 H 型高血压

H 型高血压是一个新概念,2010 年才有此定义,主要是高同型半胱氨酸血症或血浆同型半胱氨酸(Hcy)水平升高。

368. H 型高血压的病因和危害是什么

病因主要是动物蛋白摄入过多,B 族维生素和叶酸摄入不足。与甲状腺功能减退、遗传因素有关。危害主要是脑卒中,多伴有偏瘫、失语等残障。

369. H 型高血压怎么控制

主要预防为主,个体化治疗,降低同型半胱氨酸的同时严格控制血压。

370. 高血压的防治有哪几个方面

有调查表明,在我国食入盐过多是导致高血压的主要原因,尤其是北方饮食习惯。因此严格控制盐的摄入是非常有效和简便的措施之一。

371. 降血压的同时还应该注意什么

降血压的同时还要注重调脂,因为很多高血压患者均合并血脂异常,两者进一步增加了心血管病的风险。这一点在 1996 年前就得到了证实。

372. 专家对高血压患者有什么建议

要多次测量,无论是早晨还是晚上,每个人规律不同,最好发现自己血压高的规律,按照波动按时遵医嘱服药。

373. 高血压治疗时应注意什么

专家建议,高血压最危险的做法是血压高时服药,感觉不高就擅自停药(老百姓所说的不高就是没有头晕头痛的症状),这是很可怕的。高血压是身体血压调节机制紊乱所导致的,服药有效是最好的结果,千万不能没有规律用药。

374. 冠状动脉内支架术后康复应注意什么

应该强调的是,冠状动脉内支架植入仅解除局部冠状动脉狭窄性病变,后期仍有 10% 的患者出现动脉硬化病变进展,导致心血管事件。因此,患者植入支架后,仍需要按照指南积极二级预防,包括生活方式干预、控制危险因素、抗血小板和强化他汀类药物治疗。最好选择指南推荐药物,做到个性化使用。

375. 阿司匹林肠溶片能预防心脑血管疾病吗

众所周知,阿司匹林作为缺血性心脑血管病的二级预防用药早已成为20世纪医学领域的里程碑。阿司匹林是迄今为止人类发现的治疗心脑血管病的最有效的药物之一,可使心肌梗死的相对风险降低31%,使脑卒中的风险降低22%,使血管病引起的死亡风险降低13%。

376. 阿司匹林有不良反应时怎么办

阿司匹林的好处已经得到证实,当然出血的风险是不可避免的。应该在医生指导下,充分评估患者基本情况后权衡用还是不用。

377. 如何指导患者正确服用阿司匹林

阿司匹林肠溶片,空腹服用时不会在胃酸中溶解,因此也不会造成胃部刺激,大可不必担心。

阿司匹林的不良反应是消化道刺激症状,发生率为3%～9%。有些人为了避免胃肠道的刺激则选择饭后服用,这个做法是错误的。因为肠溶阿司匹林只有在肠道的碱性环境下才溶解。如果空腹服用,阿司匹林肠溶片在胃酸作用下不会溶解。进食后胃酸被中和,pH值升高,反而可能会使阿司匹林肠溶片提前在胃内溶解,反而导致对胃刺激增加。

378. 阿司匹林为什么不能间断服用

阿司匹林的抗凝机制主要是对血小板的抑制,作用持续约7天。人体内80%以上血小板功能受到抑制就可以发挥预防心脑血管疾病的作用。人体每天有大约1/10血小板是新生成的,因此每天1次服药只需要把新生成的有功能的血小板抑制住,就能维持 90% 以上的血小板不发挥作用。因此,阿司匹林只需要每天服用 1 次,无论早晚都可以。

379. 不规律服用阿司匹林有什么害处

如果停用阿司匹林超过 1 周,阿司匹林抗血小板的作用就消失殆尽了。当然停药期间,发生脑梗死的风险甚至比服药前更高。因此要奉劝服用阿司匹林的患者,尽量每天坚持服用,除非发现并发出血等疾病,不到万不得已千万不要随便停用。

380. 如何理解阿司匹林的"反跳现象"

有研究表明,阿司匹林停药几天后,体内的环氧化酶活性可能出现"报复性升高",血栓形成的风险会增加,导致阿司匹林停药后的"反跳现象"。

381. 是不是所有人都应该服用阿司匹林

不是所有人服用阿司匹林都可以获益。但如果有下述 3 项及以上危险因素者,建议长期服用。

(1)男性≥50 岁或女性绝经期后。

(2)高血压(血压控制到<150/90 毫米汞柱)。

(3)糖尿病。

(4)高胆固醇血症。

(5)肥胖(BMI≥28)。

(6)心脑血管疾病家族史。

(7)吸烟。

382. 血脂异常应该怎样处理

他汀类药物针对胆固醇增高的患者是最安全有效的药物。还可以对胆固醇正常的冠心病患者带来益处。无论性别,年龄,是否合并高血压,糖尿病或吸烟,使用他汀类药物都可受益。常用的有辛伐他汀、洛伐他汀、普伐他汀、阿托伐他汀、氟伐他汀;还有贝特类、烟酸类。

383. 血脂不高为什么还要服用他汀类药物

他汀类药物不仅仅是降脂药,更主要的作用是抗动脉硬化,稳定斑块,预防心脑血管病。随着年龄的增长,我们每一个人都会或多或少出现动脉硬化,尤其是现代人摄入过多热能、高脂肪和少运动的生活方式,会导致或加速动脉粥样硬化,服用他汀类药物能限制斑块增长。

384. 正规的冠状动脉支架术后抗栓治疗应如何进行

冠状动脉支架术后的抗栓治疗包括抗栓治疗和抗凝治疗。抗栓治疗的代表药物是阿司匹林和氯吡格雷;抗凝治疗的代表药物是低分子肝素。单纯的阿司匹林不足以充分抗栓。AHA/ACC和ESC的专家共识是对高危非 ST 段抬高 ACS 患者早期 PCI 治疗时应联合应用阿司匹林和氯吡格雷治疗,必要时加用血小板 Ⅱ b Ⅲ a 类受体抑制药,使心肌再灌注改善,心肌损伤减低。

385. 体重与冠心病的关系如何

超重和肥胖是引起冠心病的危险因素,肥胖不仅增加心脏负担,也是高血压、高脂血症、糖尿病和胰岛素抵抗的危险因素。控制体重是防治冠心病的基础。

386. 冠心病患者的饮食营养如何调理

(1)热能:适当能量,保持理想体重。

(2)适量蛋白质:占总能 15%,可适当增加大豆蛋白。

(3)控制脂肪:占总能 25%以下。

（4）限制胆固醇：＜300 毫克/日。

（5）适量碳水化合物：总热能 50%～60%。限制单糖和双糖摄入量。

（6）充足的矿物质和维生素：多吃蔬菜和水果,膳食纤维 25～30 克/日。

387. 冠心病病人饮食应该注意什么问题

少量多餐,细嚼慢咽,防止加重心脏负担；多饮水,保证充足的膳食纤维,防止便秘；少吃辛辣或刺激性较强的食物；饮食宜清淡,少油、少盐。应避免情绪波动和禁烟酒。

九、心脏病介入诊疗

388. 做介入手术需要全麻吗

一般情况下只需要局部麻醉,不用全麻。常从桡动脉（手腕）或股动脉（大腿内侧）进行,穿刺打麻药时有点痛,放入鞘管时有点胀的感觉,都是在可以忍受的范围内,患者有不适时请随时告诉医生或护士。

389. 做冠状动脉造影大概需要多长时间

术前消毒准备的时间约十几分钟。如果冠状动脉开口没有异常,造影顺利的话,大约十几分钟即可完成。如果冠状动脉有狭窄并且适合植入支架,那手术时间和病变的严重程度有关。

390. 冠状动脉造影检查后什么情况下需要立即放支架

要根据冠状动脉造影的结果而定,如果冠状动脉狭窄超过

70％,身体各方面条件具备,经患者及家属同意可立即植入支架。如果病变弥漫、复杂、斑块钙化严重,医生会选择更适合病情的治疗方法,比如药物治疗或选择外科手术搭桥。另外,病变轻者(狭窄＜70％)建议使用药物控制。

391. 做心脏介入检查有危险吗

目前,此项技术已经非常成熟,并发症极低,当然也会有一些不能预料的风险。医生会在术前讲明,需要征得患者同意,并签署知情同意书。

392. 心脏冠状动脉血管堵塞有哪些病因

冠心病的病因有高脂血症,高血压病,糖尿病,吸烟,饮酒,高盐饮食,年龄,遗传等。任何危险因素不加以控制和治疗都可能导致冠状动脉的狭窄,也就是老百姓所说的堵塞。

393. 冠状动脉血管狭窄 80％～90％ 能否不放支架

这根据具体病变部位决定,如果大冠状动脉血管狭窄80％～90％的话,建议植入支架。

394. 冠状动脉血管狭窄 60％～70％ 不放支架会有危险吗

这需要根据具体病情决定,因为病变本身处于临界状态。若服用药物可消除症状,可暂时不放支架。

395. 冠状动脉内植入的支架能脱落吗,还能取出来吗

冠状动脉内植入的支架需要充分扩张,使得支架充分贴靠血

管壁,绝对不会脱落。支架植入1个月左右,新生内皮会覆盖支架表面,支架就成为血管壁的一部分,因此是不须取出的。

396. 冠状动脉内植入的支架有多少年的寿命

支架植入后就不能取出,它会陪伴患者终身。要想延长支架的寿命,植入后"维护和保养"很重要。所谓的维护就是要按时服用抗血小板药物防止血栓形成和支架内再狭窄。保养就是要降低一切危险因素,比如控制体重、积极治疗糖尿病和高血压,饮食应清淡少油腻等。

如果没有再狭窄及支架内血栓,支架寿命可维持终身。但无论哪种支架都会有不同的再狭窄率,一般在10%～30%。

397. 植入支架术后应该注意些什么

术后要有良好的生活习惯,一是不吃高脂高盐食物,不吃油腻食物,戒酒,绝对戒烟。二是避免劳累和生气。三是定期复查支架的情况。总之要每日按时服药,如果有糖尿病的话,需控制血糖。规律生活,适量运动。

398. 植入支架后多长时间复查

术后1个月复查血常规、生化等指标,一般植入支架后9个月至1年可复查冠状动脉造影,但若没有不适症状也可不复查冠状动脉造影,正规服药就行。

399. 植入的支架会不会再堵

老百姓说的支架再堵医学上叫作支架内再狭窄。药物涂层支架再狭窄率在10%左右。这和患者术后是不是按医嘱规范化服药,是不是保持良好的生活习惯有关。

400. 植入支架冠心病就能好吗

冠状动脉内植入支架可以使狭窄或不通的冠状动脉迅速畅通,缺血的心肌迅速恢复血流,从而达到治疗冠心病的目的。但仍需按冠心病正规用药治疗,改变行为,包括戒烟、节食和适量运动,以防止支架内出现狭窄或原本正常的冠状动脉血管又出现病变。

401. 植入支架后能不能出现再狭窄及血栓

植入支架后有出现支架内再狭窄及支架内血栓的可能,因此植入支架后要服用防止支架内再狭窄的药物。同时要改变生活方式,如减肥、戒烟,控制高血压、高血糖、高血脂,防止其他部位血管发生病变或使原有病变加重。

402. 植入支架后几天能出院

如果无穿刺处出血、感染等并发症,术后 2～3 天即可出院。

403. 植入支架后需要吃很多药吗,有什么不良反应

支架本身无不良反应,为了防止发生支架内血栓形成和再狭窄,在支架植入后除了继续服用以往的降血压、降血脂药物以外,还需服用抗血小板凝集的药物 1 年,具体的方法和时间都应根据医嘱执行,并且应定期随访,检查出凝血时间指标。

404. 介入治疗后多长时间能洗澡

如果穿刺处恢复良好的话,3 天左右即可洗澡,最好不要把伤口浸泡在水中,防止感染。

405. 经桡动脉造影,胳膊还能活动吗

术后即可活动,当天需略抬高穿刺处,可防止术肢肿胀,5～7

天后可从事日常工作。

406. 能提前知道需要植入几个支架吗

只有做完造影才能具体知道血管病变情况,才能确定是否需要植入支架或者植入几个支架。如果行冠状动脉造影前曾经行冠状动脉 CT 检查,是可以了解大概情况的。

407. 植入支架还能不能游泳、爬山

最好能听主治医生的建议。如果已经通过支架解决了所有病变,心功能好的话是可以游泳爬山的。如果通过植入支架只解决了部分狭窄或心功能不好的话,暂时不能进行爬山、游泳等强度大的活动,可以选择一些有氧运动,如打太极拳、慢跑等。活动强度以活动到有些胸闷时为止,并请随身携带硝酸甘油等应急药物。

408. 做造影检查前能不能吃饭喝水

一般情况下不需要禁食水,但不可饮食过饱。要保证身体足够的水分,防止因脱水导致的造影剂肾病。术后半小时后即可用餐及饮水,建议术后多饮水以促进造影剂的排出。

409. 做造影检查的风险医生都告诉我了,可还是紧张怎么办

紧张是难免的,每一个没有造影检查经历的人都会有。紧张只能让血压升高,心率加快,更加不利于造影检查的顺利进行。如果术前一晚睡不着可让医生适当使用促进睡眠的药物,保证术前充分休息。

410. 什么情况需要植入支架

一般冠状动脉造影检查发现冠状动脉狭窄≥70％时需要行支

架植入,而<70%时不需要行支架植入,但具体需要根据病情定,有时即使冠状动脉狭窄<70%,但如果狭窄部位斑块不稳定的话,也可能需行支架植入。现在还有一些检查如:FFR(冠脉血流储备分数,是功能性指标),IVUS(血管内超声检查)等,都是支架植入的循证依据,避免了支架植入过多或冠心病的过度治疗。

411. 冠状动脉造影检查后为什么要喝水,喝多少为好

因为造影剂对肾脏有一定损害,喝水的目的是通过利尿尽快将造影剂排出体外,减少造影剂对肾脏损伤的风险。喝水 1 000～2 000 毫升即可,如果心脏功能好的话可以多喝些,增加排尿次数能降低造影剂对肾脏的损害。

412. 植入支架后怎么心前区还痛

有两种可能,一种是现在的心前区痛可能不是心脏缺血引起的;另一种可能是只在某些狭窄的冠状动脉植入了支架,而另外一部分冠状动脉还存在狭窄,尚未行支架植入。所以还会有些胸痛的症状,但至少没有了生命危险。

413. 检查发现冠状动脉血管狭窄挺严重,但是患者没有症状,需要放支架吗

这个问题不太好回答,因为有些患者即使无症状,但发生心肌梗死的风险是很高的。具体需要根据检查结果显示的冠状动脉狭窄病变情况而决定。

十、主动脉病变介入诊疗

414. 什么是主动脉夹层

主动脉夹层是指各种原因所致主动脉内膜撕裂,主动脉腔内的血液通过内膜的破口进入主动脉壁中层而形成的血肿(图 39)。其发病率有逐年增加的趋势,男性多于女性,发病高峰年龄 40～60 岁。

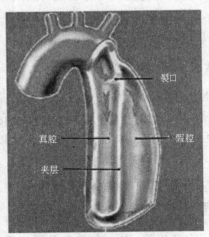

图 39　主动脉夹层示意图

415. 主动脉夹层是怎么引起的

(1)高血压。

(2)马凡氏综合征。

(3)其他还有动脉硬化,动脉中层囊性坏死,主动脉缩窄,大动脉炎,妊娠,医源性因素,外伤及梅毒等。

416. 主动脉夹层患者会出现哪些症状

(1)疼痛:突发性刀割或撕裂样胸痛,向胸前及背部放射,随夹层波及范围可延伸至腹部、下肢、臂及颈部。

(2)高血压及四肢血压不对称:约1/3患者出现休克症状,但血压不低。

(3)心血管体征:主动脉瓣关闭不全、脉搏改变、胸锁关节处出现搏动、心包摩擦音、胸腔积液。

(4)神经症状:头晕、神志模糊、晕厥、霍纳综合征。

(5)压迫症状:恶心、呕吐、腹胀、腹泻、黑便等;压迫喉返神经致声嘶;病变累及肾动脉引起腰痛、血尿、急性肾衰竭。

417. 主动脉夹层患者需要做哪些检查

主动脉夹层分2型,3期,需要做检查才能确定属于哪一种类型的。检查方法有实验室检查、心电图、胸部 X 线、心脏超声、CTA、MRA、DSA 等。

418. 主动脉夹层 2 型,3 期怎么区分

(1)DeBakey 分型。

① Ⅰ型。夹层起始自升主动脉,延伸超过主动脉弓至降主动脉,甚至腹主动脉。

② Ⅱ型。局限于升主动脉。

③ Ⅲ型。夹层起始于降主动脉并向远端延伸。Ⅲ型 a,夹层累及胸主动脉。Ⅲ型 b,夹层累及胸主动脉、腹主动脉大部或全部(图 40)。

(2)Stanford 分型。

① A 型。夹层累及升主动脉,内膜破口常在升主动脉附近,

 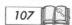

包括 DeBakey Ⅰ型和Ⅱ型，一般需要外科手术治疗。

②B 型。夹层仅限于降主动脉，内膜破口常在左锁骨下动脉开口以下，即 DeBakey Ⅲ型，可行介入腔内支架植入术。

（3）分期

①急性期。指主动脉疾病发病 3 天之内者。

②亚急性期。发病 3 天至 2 个月者。

③慢性期。是指体检中偶然发现的无症状者。

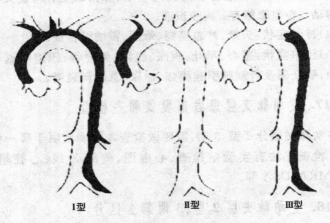

Ⅰ型　　　　　Ⅱ型　　　　　Ⅲ型

图 40　主动脉夹层分型（DaBakey 型）

419. 主动脉夹层的治疗方法有哪些

现在主动脉夹层大概有三种治疗方法：内科药物治疗、外科手术治疗、介入手术治疗。

（1）内科药物治疗

①控制血压。常用的降压药有利喜定，降压不明显时可以联合使用硝普钠，将收缩压控制在 150 毫米汞柱以下，必要时也可多次口服各种降压药。

②降低心率。减慢左室射血速度,减少血流搏动对主动脉的冲击,严格控制心率 60～70 次/分,可使用普萘洛尔。

③镇痛、镇静。凯纷、吗啡、地西泮。

④急性期(2 周内)一般先采用保守治疗,2 周后再手术。因为急性期主动脉壁充血、水肿,支架植入容易致夹层破裂。急性期有胸腔积液者或主动脉夹层进一步发展并加重者,随时手术。

(2)外科手术治疗:主要针对 DeBakey Ⅰ、Ⅱ型主动脉夹层,手术原则是切除内膜撕裂的部分主动脉,修复两端的剥离内膜,用人工血管移植接通主动脉管道。

(3)介入手术治疗:使用主动脉覆膜支架植入封闭撕裂口。

420. 介入手术的治疗过程如何

具体方法:在局麻下,以 Seldinger 技术穿刺股动脉,插入动脉鞘,沿导丝送入猪尾巴导管进行主动脉造影,在监视屏上根据图像进行精确测量,选择合适尺寸的覆膜支架植入,再次进行主动脉造影确认支架放置到位,撤出导管,动脉压迫器压迫止血。

421. 什么是覆膜支架

覆膜支架是在金属支架的表面覆盖一层生物性聚合物膜或内支架性移植物而制成。

422. 覆膜支架有什么优点

覆膜支架不但具有普通支架的支撑作用,还通过膜的机械性阻隔和膜表面的特殊物质,起到防治血栓形成和内膜过度增生的作用。

423. 覆膜支架的主要作用有哪些

其主要作用包括:

(1)覆膜使金属支架的表面更加光滑,降低自身正电荷量,减少了血小板的黏附、聚集和急性血栓的形成。

(2)阻止了内皮细胞通过支架间隙过度增生和血管的再塑形。

(3)隔离了血流和血管的损伤部位的接触,防止血栓的形成。

(4)膜表面覆盖的特殊物质如药物、放射性核素、基因等可抑制内皮细胞和平滑肌细胞的过度增生。

(5)加快膜表面的内皮化,有效地抑制血栓形成和内皮的增生。

424. 主动脉夹层术前患者需要注意些什么

(1)制动:绝对卧床休息。避免猛烈转身、腰腹过屈、碰撞、深蹲等不当体位;护送患者做必要的检查,注意避免多次搬动患者;避免增大胸腔压力的活动,如剧烈运动、过度深呼吸、剧烈咳嗽、屏气排便等。

(2)饮食:宜清淡易消化且富含维生素,戒烟忌酒。

(3)紧急处理:若出现疼痛加剧、面色苍白、出冷汗、血压下降、脉搏加快等症状,应高度怀疑主动脉夹层动脉瘤破裂,做好术前准备。

425. 怎么预防主动脉夹层术后并发症

(1)心肌梗死和急性左心衰:术后观察患者有无疼痛及疼痛部位和性质、心电图改变及实验室检查。

(2)瘫痪:观察双下肢颜色、温度和肌张力。

(3)肾衰竭:由于血管内支架有可能阻塞肾动脉开口或脱落的附壁血栓引起肾动脉栓塞,观察记录24小时尿量,及时复查肾功能。

(4)栓塞:是覆膜支架的主要并发症,观察伤口有无渗血,周围有无瘀斑、血肿、足背动脉搏动是否良好,如果足背动脉搏动突然减弱,可能有下肢动脉栓塞;如发现肢体肿胀,但足背动脉搏动良好,考虑可能有静脉栓塞。

(5)覆膜支架植入术后综合征(三高二低):即体温升高、白细胞计数升高、C反应蛋白升高,同时血小板和红细胞降低。该综合征的发生考虑与植入的异物反应、假腔内血栓形成后再吸收、支架对红细胞的直接机械破坏等因素有关。症状较轻者可给予小剂量的泼尼松口服5～7天,2周内可恢复,症状较重者血红蛋白低于80克/升,血小板低于$60×10^9$/升应输血。

426. 主动脉夹层手术后注意事项有哪些

(1)体位及活动:平卧,可适当抬高头部,减轻腹部的张力;穿刺侧肢体平伸制动24小时,做好肢体制动期间患者的护理。术后当天床上足背屈伸运动。如果股动脉没有切开,视伤口的愈合情况决定可否下床;股动脉切开者术后伤口拆线后方可下床活动。

(2)穿刺一侧肢体的护理:穿刺处的伤口用纱布覆盖,动脉压迫器压迫至少6个小时,观察切开穿刺部位有无渗血、出血,有无血肿形成。保持伤口敷料清洁干燥。观察穿刺侧肢体远端血液循环情况,经常触摸穿刺一侧肢体的足背动脉搏动和皮肤的温度。股动脉切开者,术后10～14天伤口拆线。

(3)预防感染:术后应用抗生素4～6天,再改用口服抗生素1周。

(4)生活护理:多饮水、多吃新鲜的瓜果蔬菜,增加粗纤维食物的摄入,保持大便通畅,防止排便用力导致血压骤升引起夹层动脉瘤破裂。

427. 主动脉夹层患者出院后要注意什么

(1)休息与活动:以休息为主,适当活动,避免剧烈运动。

(2)心理:保持良好的心态,避免情绪紧张激动。

(3)控制血压:按时服用降压药,低盐饮食,戒烟忌酒。

(4)科学饮食:清淡、低脂、低胆固醇、高蛋白。多食蔬菜水果,保持大便通畅。

(5)遵医嘱定期复查:出院后 3、6、12 个月 CT 复查 1 次,以后每年复查 1 次。

428. 什么是主动脉瘤

由于主动脉壁有病变后,在血压的作用下,血管管腔扩张。就如同吹气球一样,气球原本上下一般大小,吹过之后,气球的某个部位膨起,其他部位还是原来大小。那么如果血管管腔扩张甚至扩张至原来大小的 1 倍以上,就被称作是主动脉瘤。

429. 主动脉瘤的性质是怎样的

主动脉瘤的性质与一般的肿瘤性质不同,主动脉瘤是由于血管扩张导致的病变,而非实质性血管增生。它与主动脉夹层的关系是在主动脉瘤的基础上,容易形成主动脉夹层;主动脉夹层扩张后,就合并称为主动脉夹层动脉瘤。

430. 主动脉瘤的病因有哪些

(1)动脉粥样硬化为最常见的原因。

(2)感染,以梅毒为显著。

(3)囊性中层坏死,主要见于升主动脉瘤,男性较多见。遗传性疾病,如马方综合征、特纳综合征、埃-当综合征等,均可有囊性中层坏死,易致夹层动脉瘤。

(4)外伤。

(5)先天性。

(6)其他,包括巨细胞性主动脉炎,白塞氏病,多发生大动脉炎等。

431. 主动脉瘤的分类有哪些

（1）按结构：主动脉瘤可分为真性主动脉瘤，假性主动脉瘤，夹层动脉瘤。

（2）按形态：主动脉瘤可分为囊性动脉瘤，梭形动脉瘤。

（3）按发生部位：主动脉瘤可分为升主动脉瘤，主动脉弓动脉瘤，降主动脉瘤或胸主动脉瘤，腹主动脉瘤。

432. 主动脉瘤介入治疗有哪些适应证

主动脉瘤与主动脉夹层的治疗比较类似。病变局限、位置合适的话，可以选择介入治疗。在动脉瘤的近端和远端用支架覆盖，瘤腔与外界隔绝就可以达到治疗的目的。介入治疗，相对而言，风险小、术后并发症也较少；手术治疗的风险还是比较大的，且对心脏、肺、肾、脑等器官功能要求较高，部分老年患者、重要脏器功能较差患者可以选择介入治疗。

433. 主动脉瘤诊断方法有哪些

主动脉瘤的诊断，采用 X 线计算机断层增强扫描（CTA）对诊断极为重要。超快 MRA 扫描可以明确动脉瘤的大小、波及范围，与周围组织、器官等的关系，对进一步治疗方案的确立有非常重要的作用。主动脉造影对诊断也有积极的作用。

434. 主动脉瘤治疗方法有哪些

主动脉瘤的治疗采用手术治疗，包括介入治疗（覆膜支架腔内隔绝术）、动脉瘤切除与人造或同种血管移植术。

435. 胸主动脉夹层介入治疗的目的是什么

胸主动脉夹层是胸主动脉的内膜撕裂和外膜扩张而非肿瘤，

其治疗的目的是预防破裂而不是切除病变组织,只要使用人工血管将高速高压的胸主动脉血流与病变的血管壁隔开,使血流不再经内膜破口进入夹层,而进入远端主动脉,不再冲击已扩张的胸主动脉外膜,就可以预防其破裂达到治疗的目的。

436. 什么是胸主动脉夹层的介入治疗——腔内隔绝术

腔内隔绝术就是将与病变段胸主动脉匹配的带有钛记忆合金支架的人工血管预植于导管内,在 X 线透视监视下,经股动脉导入,当人工血管到达病变胸主动脉部位后,将人工血管从导管内释放,记忆合金支架在血液 37℃温度下恢复至原来口径,将人工血管撑开固定于病变胸主动脉两端的正常主动脉上,血流即从人工血管腔内流过,胸主动脉夹层的内膜破口及瘤样扩张即被隔绝(图 41)。

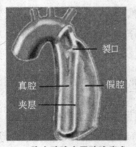

裂口
真腔
假腔
夹层

胸主动脉夹层动脉瘤术
前:动脉血经裂口进入假腔

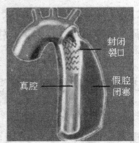

封闭
裂口
真腔
假腔
闭塞

胸主动脉夹层动脉瘤术后:裂口
被支架封闭,假腔闭塞,最终瘢痕化

图 41　腔内隔绝术

437. 腔内隔绝术有哪些优点

与传统的开胸巨创手术相比,腔内隔绝术最突出的特点是微创,手术仅需在大腿根部做一个 3 厘米长的小切口即可完成,患者术后恢复快,并发症率、死亡率低,并且使许多因高龄,多并存病而不能耐受传统手术的患者获得了治疗机会。因而腔内隔绝术的出现被称为是胸主动脉夹层手术治疗史上的又一次革命。

438. 怎样做胸、腹动脉瘤及主动脉夹层介入治疗

带膜支架植入术即在局麻或全麻下,经单侧腹股沟切口,显露一侧或者双侧股动脉,然后通过 DSA 的动态检测,经股动脉植入覆有人造血管膜的腔内支架,两端分别固定在动脉瘤未累及的动脉壁上,从而将动脉瘤体与动脉血流隔绝,达到治疗的目的。

439. 胸、腹动脉瘤及主动脉夹层介入治疗有哪些优点

避免了传统手术的大切口,创伤小、失血少、术后对呼吸影响小,减少了全身并发症的发生,因此患者术后恢复较快,住院时间也可相应缩短。

440. 如何做好主动脉夹层腔内隔绝术的术前护理

(1)控制血压在理想水平:主动脉夹层最常见的致病因素是高血压,因此有效地降压止痛是诊疗的关键,一般持续静脉使用硝普钠将血压控制在 110/70 毫米汞柱左右。

(2)动脉缺血的观察:观察桡动脉,颈动脉,股动脉搏动变化,若动脉搏动消失或两侧强弱不等则提示阻塞可能;观察患者意识及有无头痛、头昏征象,因升主动脉内膜撕裂到主动脉弓,有时会阻塞主动脉弓三大分支,引起大脑缺血、缺氧。

(3)使用硝普钠的注意事项:药物现配现用,注意避光,6～8小时后弃去,必须在心电监护下,静脉输液泵控制匀速输注,根据血压调整硝普钠浓度和滴速。

(4)疼痛的观察:由于夹层撕裂的部位、走向不同,疼痛可放射

至头颈、腹部、背部等不同部位。疼痛减轻后反复出现，提示夹层分离继续扩展。疼痛突然加重，提示主动脉夹层有破裂趋势。疼痛突然减轻提示主动脉夹层远端重新破入血管腔（内破口）。

（5）心理护理：专科护士应及时关心安慰患者，遵医嘱及时止痛处理，消除恐惧、焦虑情绪，以利康复。

（6）预防夹层破裂：应卧床休息，避免一切使血压突然升高的因素，如避免用力排便、咳嗽，限制探视人员，避免情绪波动等。

441. 主动脉夹层腔内隔绝术术中并发症如何处理

内漏，指腔内隔绝术后瘤腔内仍有血流进入。持续存在的内漏可导致瘤体继续增大直至破裂，大量内漏必须术中处理，小量内漏口随访观察至术后六个月，大部分可以自闭，但还应该做好开胸手术的准备。

442. 怎么处理介入治疗术中血管痉挛

血管痉挛后医生可给予动脉内缓慢推注罂粟碱注射液（罂粟碱注射液 15 毫克加 10 毫升等渗盐水）。

443. 怎么处理介入治疗术中血栓形成或栓塞

可能与血液高凝状态、斑块脱落有关，血栓形成后要全面造影，找出栓子的位置，行溶栓治疗。

444. 怎么处理介入治疗术中血管穿孔或血管壁撕裂

血管破裂后及时中和肝素（手术时若使用肝素，出血时就要用相应的鱼精蛋白中和），止血降压，可闭塞的血管行血管内封堵，不能闭塞的血管行压迫或手术修补。

445. 怎么处理介入治疗术后穿刺部位血肿

可能由于反复穿刺、患者凝血机制障碍或患者躁动,过早、过多运动下肢等,造成穿刺部位血肿,小血肿(直径＜10厘米)24小时后局部热敷或理疗,血肿较大造成局部压迫者通知医生尽早切开清除。

446. 怎么处理介入治疗术后穿刺部位假性动脉瘤或动脉瘤瘘

予以局部压迫,球囊栓塞,带膜支架植入或手术修复。

447. 怎么处理介入治疗术后血栓性静脉炎

术后严格抗凝,嘱患者抬高肢体以利静脉回流,减少疼痛。

第四章 肿瘤介入诊疗

一、概 论

448. 什么是肿瘤

肿瘤(Tumor)是机体在各种致癌因素作用下,局部组织的细胞在基因水平上失去了对其生长的正常调控,导致其克隆性异常增生而形成的新生物,多数肿瘤表现为肿块。医学界一般将肿瘤分为良性和恶性两大类。

449. 肿瘤的早期信号有哪些

有学者从实际出发,总结出了一系列分化更为细致、涵盖面更广、指向性更强的危险信号,共有 24 条。

(1)身体任何部位出现肿块,一天比一天大,按起来很硬。

(2)长期诊疗而不愈的溃疡。

(3)消瘦、贫血、发热、出血、骨骼痛。

(4)耳塞、耳闷、头痛、回抽性鼻血。

(5)痣或疣迅速增大,溃烂易出血。

(6)一侧扁桃体一天比一天增大,无明显疼痛和发热,经抗感染治疗后仍无效。

(7)干咳或咯血、声音嘶哑、胸痛。

(8)一天重于一天的头痛,同时有恶心、呕吐、视力障碍。

(9)不明原因的嗅觉失常。

（10）吞咽困难伴胸骨后疼痛。

（11）气急、刺激性干咳，或痰中带血、持续不断，尤其是吸烟者。

（12）乳房皮肤出现凹陷，两侧大小不等，乳头溢液或破溃，乳头内陷。

（13）胃溃疡反复出血。

（14）消化不良，上腹饱胀不适或食欲缺乏。

（15）皮肤和眼睛巩膜黄染，且一天重于一天，持续1个月以上。

（16）无痛性血尿。

（17）稀便与干结便交替，且常常带有血。

（18）阴道不规则出血，或性交、妇科检查后出血，并有分泌物增多。

（19）绝经后再出现阴道出血。

（20）原因不明的闭经或泌乳。

（21）老年男性排尿困难，且有尿意频数、夜尿增多，时有血尿。

（22）一侧睾丸增大、变硬，并有坠痛感，阴囊水肿。

（23）阴茎头上出现皮疹、疖、疣、硬结。

（24）男性乳房增大或变硬。

450. 食管癌早期信号有哪些

吞咽食物时有哽噎感、胸骨后疼痛、闷胀不适、食管内有异物感或上腹部疼痛。

451. 胃癌早期信号有哪些

逐渐出现的上腹部不适或疼痛，服止痛、止酸药物不能缓解，持续消化不良。

452. 肺癌早期信号有哪些

刺激性咳嗽,且久咳不愈或血痰。经抗生素、止咳药不能很好缓解,且逐渐加重,偶有血痰和胸痛发生。

453. 乳腺癌早期信号有哪些

乳房肿块,且年龄是 40 岁以上的女性,乳房皮肤出现凹陷,两侧大小不等,乳头溢液或破溃,乳头内陷。

454. 宫颈癌早期信号有哪些

阴道不规则出血。如在性交后出血,一般量不多,服药后不能缓解或再发,可能是患宫颈癌的信号。

455. 鼻咽癌早期信号有哪些

鼻涕带血。主要表现为鼻涕中带有少量的血丝,特别是晨起鼻涕带血,往往是鼻咽癌的重要信号。

456. 大肠癌早期信号有哪些

腹部不适、隐痛、腹胀,大便习惯发生改变,有下坠感且大便带血,贫血,乏力,腹部摸到肿块,应考虑大肠癌。其中沿结肠部位呈局限性、间歇性隐痛是大肠癌的第一个报警信号。下坠感明显伴有大便带血,则常是直肠癌的信号。

457. 肝癌早期信号有哪些

右肋下痛、消瘦、黄疸。肝癌起病隐匿,发展迅速,有些患者右肋下痛持续几个月后才被确诊为肝癌。

458. 颅内肿瘤早期信号有哪些

头痛、呕吐。头痛等多发生在早晨或晚上,常以前额、后枕部及两侧明显。呕吐与进食无关,往往随头痛的加剧而出现。

459. 造血系统恶性肿瘤早期信号有哪些

长期不明原因的发热。造血系统的癌症,如恶性淋巴瘤、白血病等,常有发热现象。恶性淋巴瘤临床表现为无痛性进行性淋巴结肿大,在淋巴结肿大的同时,患者可出现发热、消瘦、贫血等症状。

460. 肿瘤介入治疗的饮食注意事项有哪些

(1)早期(2周之内),肿瘤介入治疗后有时会出现发热,选择易消化食物、清淡食物,如果食欲不好,可以半流质饮食。

(2)肿瘤控制、炎症消失后,应适当增加高蛋白、高热量、高维生素、高氨基酸食物。

461. 肿瘤介入治疗的优点有哪些

肿瘤介入诊疗实质是肿瘤靶向化疗。平时见到的化疗是通过手背或前臂的外周静脉注入化疗药物,起到杀死癌细胞的作用,但是这种方法真正到达肿瘤组织的化疗药物非常少,大部分药物在化疗的同时还损伤了正常的组织。而肿瘤介入诊疗可以把化疗药物直接注射到肿瘤病变部位,不仅可以大大提高病变部位药物浓度,还可以大大减少药物用量,减少药物不良反应。对于目前诊疗难度大的恶性肿瘤,介入诊疗能够尽量把药物局限在病变的部位,而减少对身体和其他器官的不良反应。

462. 肿瘤介入治疗后如何复查

动脉化疗患者,如肝癌、肺癌、胃癌、大肠癌、妇科肿瘤等患者,建议出院 1 周后门诊复查血常规,肝、肾功能等。每 3～4 周住院巩固治疗,每 6～8 周住院全面复查,并根据病情给予补充、巩固治疗及对症诊疗。肝脏血管瘤、子宫肌瘤、肝脓肿、肝肾盆腔囊肿患者,介入治疗后可于 2～3 个月后复查。

463. 肿瘤介入治疗后如何随访

肿瘤治疗后需要定期随访,一般需要复查血常规、血肿瘤标记物及胸片或 CT 检查,明确是否需要进一步诊疗。肿瘤介入时间主要依据肿瘤控制情况而定,包括大小、数量和内部结构。

464. 肿瘤介入治疗后随访有何意义

其一,对一般慢性病患者来说,随访具有重要意义,随访有利于医生动态监测患者的病情变化,及时调整治疗方案,指导合理用药,有效地预防病情的恶化。其二,随访可以随时发现药物的不良反应和并发症,并及时处理。其三,随访可以及时给予患者生活工作方面的合理指导,以提高患者的生活质量。

二、肝癌及肝血管瘤介入诊疗

465. 什么是原发性肝癌

原发性肝癌是指肝细胞或肝内胆管细胞癌肿,主要症状特征为肝区疼痛、乏力消瘦、食欲减退、肝脏肿大;后期可出现黄疸、腹水、恶病质、出血、昏迷、全身衰竭等。

466. 什么是转移性肝癌

转移性肝癌是由于其他脏器的肿瘤经血液、淋巴或直接侵袭到肝脏所致。

467. 转移性肝癌与原发性肝癌的介入治疗一样吗

原发性肝癌的常用介入方法是肝动脉化疗栓塞术,将抗癌药物和碘化油注射到肝癌的肿块内,直接对肝癌细胞起杀灭作用。

转移性肝癌的介入诊疗依据其原发病的肿瘤血管是否丰富,诊疗方法有所不同。肿瘤供血血管丰富者,可以按原发性肝癌诊疗;不丰富者,可以根据肿瘤大小、数目、部位,选择无水酒精注入、粒子植入和射频消融冷冻诊疗。

468. 肝癌介入治疗的目的是什么

使肝脏肿块缩小坏死,减轻肝区的疼痛,达到内切除的目的。通过局部药物高浓度的化疗阻断肿瘤血供,延长生命,提高患者的生活质量,使部分患者获得带瘤生存的机会。肝癌介入治疗扩大了肝癌的诊疗范围,已成为诊疗肝癌的主要手段。

469. 肝癌经导管动脉化疗栓塞术的适应证有哪些

(1)碘油化疗栓塞术的适应证:病变范围较大,一般状态较差,且已有门脉瘤栓或动-门脉瘘的肝癌。尤其是肝内病灶界限不清,子灶数目不明的各类肝癌患者。

(2)吸收性明胶海绵化疗栓塞术的适应证:主要是一般状态较好,肿瘤血供丰富,范围比较局限,且无瘤栓或血栓性门脉闭塞的肝癌。同时还可用于控制病灶破裂出血及有动-静脉瘘的患者。

470. 肝癌介入治疗的禁忌证有哪些

肝癌介入诊疗的禁忌证有：

(1)弥漫性肝癌或肿瘤体积过大(肿瘤体积超过肝脏体积的2/3)的肝癌患者。

(2)肿瘤距离肝门部、胆总管、左右肝管、胆囊不足 0.5 厘米的肝癌患者。

(3)肝功能严重障碍的肝癌患者(Child-C 级)。有严重凝血功能障碍者(血小板$<30\times10^9$/L,凝血酶原时间>30 秒,凝血酶活动度$<40\%$,经输血、给予止血药等诊疗仍无改善);有大量腹水,或经保肝、利尿等治疗后仍有较多腹水者;或胆红素重度异常者。

(4)白细胞计数$<0.3\times10^9$/L 的肝癌患者。

(5)并发有肝性脑病的肝癌患者。

(6)肿瘤已发生广泛转移的肝癌患者。

(7)并发有急性或活动性的感染性病变(全身任何部位)的肝癌患者。

(8)全身脏器功能衰竭的肝癌患者。

471. 肝癌介入治疗前应做哪些准备

介入治疗前患者应在主治医生详细说明后,在手术同意书上签字,手术前夜根据医嘱用药并充分休息,手术前的 4 个小时开始禁食,术前 15 分钟嘱患者排空大小便,如有过敏史要告知医生。

472. 肝癌介入治疗前如何给患者做心理指导

肝癌患者对生命的期望值都很高,同时对手术方式及治疗效果不了解,容易产生紧张、恐惧和焦虑等情绪,保证良好稳定的心理状态可提高机体的耐受力。因此,手术前应正确全面地对患者的心理状况进行评估,并且采用解释、安慰、鼓励、帮助等措施,通过其他已经诊疗的患者现身说法,帮助患者树立诊疗信心,稳定情绪,以尽可能好的身心状态迎接手术,使其增强战胜疾病的信心。

473. 肝癌介入治疗术前如何给患者做饮食指导

指导患者进食清淡、易消化、营养丰富的半流质食物,以防术后大便秘结。术前4小时禁食水。

474. 肝癌介入治疗术前需要做哪些检查

做血常规,肝功能,心电图,出、凝血时间等检查。

475. 肝癌介入治疗术前需要做碘过敏试验吗

第一次做肝癌介入治疗,术前需要做碘过敏试验,以后就不用做了。

476. 肝癌介入治疗术中如何观察患者变化

严格观察手术进程及患者病情变化,认真听取患者主诉,发现异常及时处理,造影前向患者解释造影时可能会带来的一些不适反应,如一过性全身发热、轻度胸闷等。造影后密切观察患者是否有过敏反应,如胸闷、头晕、心悸、气促、恶心、呕吐、荨麻疹等症状,同时观察患者面容、神态、生命体征的变化。随时注意手术进展情况,增添所需物品,使手术顺利进行。

477. 肝癌介入治疗术后如何护理

保持病房内安静、整洁、舒适,保证患者情绪稳定。患者术后穿刺部位沙袋压迫6小时,绝对卧床休息24小时,穿刺肢体制动,穿刺侧肢体避免弯曲受压,以防止穿刺口包扎松动、移动,加强观察下肢皮肤颜色、皮肤温度及足背动脉搏动情况,观察穿刺部位有无渗血、血肿。如患者感觉肢体麻木,足背动脉搏动微弱,皮温凉,皮色发绀,应立即通知医生,松开强力绷带,以防止动脉血栓形成。密切注意血压、脉搏、体温变化。

478. 肝癌介入治疗有哪些不良反应

因为介入治疗要灌注化疗药,患者可出现与全身化疗差不多的不良反应,比如恶心、呕吐,骨髓抑制等。

跟化疗栓塞相关的不良反应就是栓塞术后综合征,包括恶心、呕吐、发热、腹痛,主要是这四种情况。其中发热和腹痛最为常见。发热和腹痛是因为肿瘤的供血动脉很丰富,打栓塞剂使肿瘤供血动脉封闭后易造成急性缺血坏死。这个情况大概要持续 3～5 天。

对于这些不良反应,一般的肝癌患者都可以耐受,通常发热在38℃,少数患者会高热,一般经过对症处理很快恢复。

479. 为什么肝癌介入治疗疗效较好

主要由于肝癌的血供 95％～99％ 来自肝动脉,而正常肝组织的血供 70％～75％ 来自门静脉,仅 25％～30％ 来自肝动脉。肝癌介入治疗时导管选择性插入肝动脉灌注化疗药物使肿瘤局部药物浓度提高 10～100 倍以上,增强了药效,而化疗药物的全身不良反应明显降低。同时,化疗药物和碘油混合成乳剂注入肿瘤的供养血管和新生血管,一方面栓塞了肿瘤的供养血管,阻断了肿瘤的血液供给,另一方面化疗药物可以缓慢地释放出来,持续地打击肿瘤,致使肝肿瘤缺血性坏死并能诱导肝肿瘤细胞的凋亡,从而达到最佳的诊疗效果。

480. 肝血管瘤的血管造影有哪些表现

肝血管瘤的血管造影表现如下:

(1)肝血管瘤主要由肝动脉供血,供血动脉无明显增粗,无新生肿瘤血管,与肝癌明显不同。

(2)造影剂进入血窦后呈密度很高的、染色形似大小不等的树上挂果征，或爆米花样改变，多分布于瘤体边缘。较大瘤体中心常为纤维组织取代，无血管区肿瘤染色体形成环状或 C 形，是海绵状血管瘤的一个特征性表现。

(3)海绵状血管瘤的异常血管在注入造影剂后 1～2 秒即可被充盈显影，但排空慢、持续时间长，呈"早出晚归"征象，是海绵状血管瘤的又一个特征性表现。

481. 肝血管瘤选择性动脉栓塞的手术过程是怎样的

选择性动脉栓塞术，首先行选择性肝动脉造影，以了解血管瘤的数目、大小、位置、染色特征及血供等情况，再挑选插管到供血分支，将栓塞剂、药物经导管从肝动脉缓慢推入，达到破坏血窦内皮细胞和栓塞瘤体血窦的目的。

三、肺癌介入诊疗

482. 肺癌能不能做介入治疗

介入治疗是一种局部诊疗的手段，原发的肺部癌症做介入治疗有一定的效果，转移到肺的癌症做介入治疗的效果就不理想了。

483. 什么是肺癌介入治疗

肺癌是可以用介入手术的方法治疗的，通过支气管动脉造影证实肺癌的供血动脉后，做肺癌的灌注化疗。

具体的做法是：在 X 线引导下从股动脉插入导管至肺癌供血的支气管动脉，进行支气管动脉灌注化疗。动脉直接灌注化疗药物的浓度比较高，疗效比全身化疗好。这是一种微创手术，术中仅用局麻，安全程度比较高，是治疗肺癌的新方法。

484. 肺癌何时需要介入治疗

肺癌无法手术或手术后复发均可行介入治疗,现手术前的介入治疗亦被广泛应用,既可以减少肿瘤复发或转移,又可以使不能切除的肿瘤变为Ⅱ期再行切除。

485. 是不是所有的肺癌都适合做介入治疗

不是所有肺癌都适合做介入治疗。介入治疗主要应用于中心型肺癌。

486. 肺癌中晚期做介入治疗效果怎么样

肺癌的介入治疗大多只注入化疗药物,不做栓塞,介入手术后,患者可能有一些恶心、呕吐的不良反应,但是相对全身化疗来说,不良反应还是比较小的。年纪较大或不适合手术的患者,可以选择做介入治疗。如果不是中心型肺癌,可以进行局部放疗或者全身化疗,配合内生场热疗增敏提效,再结合中医中药扶正抗癌,还是非常有希望控制病情进展,使患者长期生存的。

四、肾癌介入治疗

487. 肾动脉栓塞能治疗肾癌吗

肾动脉栓塞是一种可用于肾癌术前辅助治疗和晚期肾癌姑息性治疗的微创手术,是一种安全、有效的方法,通过阻断肾动脉血供,以减少术中出血。

488. 晚期肾癌如何进行介入治疗

晚期肾癌患者经肾动脉行血管造影,根据肿瘤大小、部位、供肿瘤动脉情况给予区域化疗、肾动脉主干吸收性明胶海绵或无水乙醇栓塞,栓塞后2～7天内行患肾切除手术。术中出血少、肾周围有明显水肿带,易剥离切除,老年或不能切除的患者,可作为主要治疗手段。

489. 肾动脉栓塞的目的有哪些

(1)肾动脉栓塞可使肿瘤缩小,有助于手术切除。
(2)防止出血并可止血。

490. 肾动脉栓塞的适应证有哪些

(1)肾癌手术前。
(2)外伤性肾挫裂伤经保守治疗失败。

五、子宫肌瘤介入治疗

491. 什么是子宫肌瘤

子宫肌瘤是生育年龄女性最常见的良性肿瘤。原发于子宫体肌层,主要由子宫平滑肌细胞增生而成,其间渗有不等量的纤维结缔组织,故称子宫平滑肌瘤,简称子宫肌瘤。是导致妇女子宫切除的主要原因之一。

492. 什么是选择性子宫动脉栓塞

采用经皮股动脉穿刺方法,将导管引入髂内或子宫动脉进行血管造影,以进一步明确肌瘤大小、多少,以及主要供血动脉,继而采用栓塞技术,使肌瘤缺血、缺氧、坏死、萎缩甚至消失,获得与外科手术相近似的效果。通常选择栓塞子宫动脉主干或者子宫动脉上行支,大多采用双侧子宫动脉栓塞方法,因卵巢动脉是主要供血血管,应根据患者的年龄及对生育的要求来决定是否栓塞卵巢动脉。栓塞诊疗后造影随访技术成功的主要表现是子宫动脉近端闭塞。

493. 子宫肌瘤介入治疗有哪些优点

子宫肌瘤介入治疗的优点是能保全子宫,微创手术无切口,安全有效、恢复快,住院期短。

494. 子宫肌瘤介入术后怎么随访

规定子宫肌瘤患者于介入术后 3、6、9、12 个月各做 1 次影像学检查,主要以妇科 B 超为主,观察肌瘤的大小和瘤体的密度变化。

六、肿瘤患者的康复

495. 恶性肿瘤患者的康复阶段分为哪几期

(1)预防性康复:在治疗恶性肿瘤的前中期,康复目的是尽可能减轻恶性肿瘤与可能发生的残疾对患者精神上的冲击,预防残疾的发生或减轻功能障碍的程度。

(2)恢复性康复:目前,几乎所有的治疗方法,都会给患者带来不良影响,使他们出现种种虚弱表现。完整与系统的康复医疗方案的制定与执行,将会使患者早日康复。

(3)支持性康复:恶性肿瘤经积极治疗后依然存在,并有身体功能障碍。此期间应尽可能地改善身体健康状况,控制或减缓肿瘤的发展,预防并发症,延长存活期,使之能生活自理。

(4)姑息期康复:恶性肿瘤及残疾在继续发展或恶化,这时也仍要继续进行康复,尽可能减少患者的痛苦,使患者获得精神心理上的支持和安慰。

496. 康复评定分几期

康复评定分为初期评定,中期评定,末期评定三期。

(1)康复初期评定的目的:一般在患者入院(或康复治疗)初期完成(最迟不超过入院后7天)。目的是全面了解患者功能状况和障碍程度、致残原因、康复潜力,据此确定康复目标和制定康复治疗计划。

(2)康复中期评定的目的:中期评定在康复治疗中期进行。目的是了解经过一段时间的康复治疗后,功能变化情况,治疗效果如何,并拟定进一步的治疗方案,确定是否继续还是修订原治疗方案。

(3)康复末期评定的目的:末期评定在康复治疗结束时进行。目的是经过康复治疗后,评定患者总的功能状况,评价康复治疗的效果,为患者能重返家庭、社会作进一步的建议。

497. 老年患者康复期的注意事项有哪些

(1)采取积极态度:由于康复医疗对改善功能、提高老年病患者的生活质量有积极的作用,因此必须对老年人的康复采取积极的态度。

(2)康复要有耐心:老年人,往往缺乏求治的意志,又缺乏合作的耐心,加之心理衰退,耳目失聪,患有多种疾病,行走活动不便,往往不能完成规定的康复程序,因此对老年人的康复要有耐心。

(3)评估必须慎重:对老年人康复预后的评估必须慎重。

(4)重视基层单位在康复中的作用:要结合老干部活动中心、干休所、敬老院、街道及老年人体育协会等相关机构,开展老年人体育和康乐活动,发挥基层康复在老年人康复中的作用。

(5)重视传统医学的应用:包括中医药、针灸、养生功、按摩、太极拳等。

(6)注意安全防护:避免跌倒等不良事件发生。

498. 肿瘤患者介入术后运动锻炼的注意事项有哪些

(1)运动处方的强度确定后,应要求患者逐渐适应,决不可要求一次即达到,但也不能拖延时间过长,通常掌握在3～5天内达到预定的运动强度。

(2)运动后不应有疲劳感,否则提示运动强度过大。

(3)应定期检查,以观察有无出现训练效应或不良反应。

(4)每次运动都要避免作"全力以赴"的运动,运动后应有轻松的感觉。

(5)衣着要合体,应避免穿着过紧过小的衣服,以免影响血液循环和肢体的活动。

499. 患者运动后可以立即进行热水浴吗

在运动后切勿立即进行热水浴,以避免导致血量进一步集中于外周循环,使血压突降甚至诱发心律失常。

500. 介入治疗后需要注意什么

血管介入治疗常常穿刺股动脉,要求患者卧床24小时,穿刺部位沙袋压迫6小时,防止出血及血肿,一般次日即可下床活动。

501. 肺癌介入术后的饮食应该注意些什么

嘱咐患者平时少吃辛辣刺激的食物,比如生葱、生姜、生蒜和辣椒,可以多吃蔬菜水果,补充高蛋白,比如鸡肉、鸡蛋、淡水鱼肉等。适度锻炼,以不劳累为度。

七、肿瘤患者的营养调理与饮食指导

502. 膳食营养和肿瘤有什么关系

(1)影响致癌物的代谢:十字花科蔬菜可阻断致癌物对机体的损伤,酚类物质可以促进致癌物降解过程。

(2)抑制自由基,增强抗氧化作用:维生素 C、维生素 E、胡萝卜素和微量元素硒均具有抗氧化作用。

(3)调节机体免疫功能:维生素 A 及其衍生物、锌及其他元素均与体液免疫和细胞免疫功能发挥有密切关系。

503. 肿瘤患者营养供给应注意哪些方面

(1)能量:能量供给要适宜,应视患者营养状况、活动量、性别、年龄而定,以能使患者保持理想体重为宜。

(2)蛋白质:肿瘤患者代谢增高,蛋白质消耗增加,再加上手术、放疗、化疗也会对机体正常组织造成不同程度的损伤,损伤组织的修复需要大量的蛋白质,因此蛋白质供给量要充足。供给量占总能量的 15%～20%,或按每日 1.5～2 克/千克计算,其中优质蛋白应占 50%以上。

(3)碳水化合物:碳水化合物是主要的供能物质,充足的碳水化合物可以改善患者的营养状况,减少蛋白质的消耗,保证蛋白质的充分利用,供给量占总能量的 60%～65%。

(4)脂肪:多种恶性肿瘤的发生都与动物性脂肪摄入过多有关,脂肪供给量要限制,应占总能量的 15%～20%,其中饱和脂肪酸、单不饱和脂肪酸与多不饱和脂肪酸的比例应为 1:1:1。

(5)维生素与矿物质:保证患者充足的维生素与矿物质,因为多种肿瘤的发生都与机体某些维生素和矿物质缺乏有密切的关系。若膳食不能满足,可以给予维生素制剂。

504. 肿瘤患者并发其他疾病时应注意哪些饮食问题

肾脏功能不全时,应限制蛋白质的摄入量;放疗及化疗时饮食宜清淡;对于严重消化吸收功能障碍者,可选择肠内营养支持或(和)肠外营养支持,防止患者出现恶病质状态。

505. 常见的具有防癌、抗癌的食物有哪些

香菇、金针菇、冬菇、木耳、人参、海参、海带、萝卜、茄子、胡萝卜、紫菜、大蒜、葱、大枣、无花果、茶叶、大豆等。

八、肿瘤患者疑惑解答

506. 何谓有氧运动

有氧运动是指人体在氧气充分供应的情况下进行的中等强度的大肌群、节律性、长时间、周期性运动,以提高机体氧化代谢能力的训练方法。

507. 有氧运动有何禁忌证

以下患者禁止有氧运动。

(1)癌症晚期和恶病质患者。

(2)感知、认知功能严重障碍患者。

(3)主观不合作或不能理解运动,以及精神疾病发作期间。

(4)临床上要求制动的各类患者,如脊髓损伤、颅脑外伤、骨骼愈合期、严重感染期、发热、严重骨质疏松、活动时有骨折危险的患者。

(5)各类疾病急性发作期或进展期。

（6）心血管功能不稳定阶段,如不稳定型心绞痛、严重心律失常等。

508. 何谓心理治疗

应用心理学的理论与方法,帮助患者改善认知功能障碍和情感障碍,以及对不良行为和异常行为的矫治,称为心理治疗。

509. 肿瘤患者有必要心理治疗吗

在对肿瘤患者的治疗中,心理调适十分重要。肿瘤患者心理上会蒙受巨大的打击和创伤,他们往往陷于抑郁、悲观、愤怒、无望和自卑中不能自拔,甚至产生自杀的想法和行为。他们的社会地位下降,经济收入减少,形象受到损害,有的家庭濒于破裂。因此,他们不仅需要医疗上的救治,社会和家庭的支持,同时也非常需要心理工作者的帮助和治疗。

510. 肿瘤患者介入治疗后口腔溃烂怎么办

保持口腔清洁,建议外敷锡类散,避免用牙刷刷牙,多吃水果和蔬菜,补充维生素。

511. 肝癌介入治疗效果怎么样

介入诊疗是中晚期肝癌诊疗的首选方法,肝癌的诊疗跟患者的心情、体质都有关系,所以能否诊疗好,不仅要看医生的医术,还跟患者自身有关系。

512. 肝癌介入治疗术前可以沐浴吗

如果病情允许,征得医生同意,可以在手术前 1 天沐浴,清洁双侧腹股沟、会阴部皮肤。如果病情较重,可以只做穿刺术区的皮肤清洁准备。

513. 肝癌介入手术中患者会有什么感觉

介入手术是在血管造影剂的导向下进行的无菌介入治疗,患者躺在手术台上,并适时根据医生的嘱咐调整呼吸就可以了。检查时,医生会在患者股动脉处局麻后穿刺,并通过该处将导管插入病灶进行造影或治疗,检查时出血很少,患者不会感到导管在身体内的移动,在做造影时患者有时会有不适或发热感,进行诊疗时可能会有疼痛感,这些是正常的,但有这些感觉就应立即向医生说明。

514. 肝癌介入治疗后能不能服用中药调理

在医生指导下可以服用中药治疗,在抗癌的基础上,提高免疫力,增强体质,预防肝癌复发和转移,从而提高生活质量。

515. 肝癌介入治疗后食欲差,转氨酶高怎么办

这是肝细胞受损时的情况,先保肝治疗,注意身心休息,肝功能正常后复查 MRI,最好到医院找专业的医生咨询。

516. 肝癌介入治疗需要做几次

视具体情况而定,一般情况做 1～3 次。如果有效就可以继续治疗,如没有效果,再做下去只能损害肝脏。

517. 肝癌晚期如何治疗

患者肝癌晚期时,有些治疗方法已经不适合,但介入治疗相对来说不良反应比较小,可以考虑,亦可结合中医来巩固治疗,一般会有较好的效果。

518. 肝癌介入治疗后的饮食有什么特别要注意的

肝癌患者介入治疗后往往食欲缺乏,不思饮食,所以在护理过程中,要着重注意改善患者食欲,鼓励进食。进食应以易消化的软食为主,少量多餐。多食新鲜蔬菜水果,用果汁饮料补充维生素。肝癌介入治疗后,癌细胞坏死,患者会出现不同程度的发热,这时患者应当多饮水,以利热量散发,并可促进药物代谢与排除,降低不良反应。呕吐频繁者应暂时禁食,以免食物对胃产生刺激,增加呕吐次数,消耗体力。对腹水患者应限制钠的摄入,给予低盐或无盐饮食。肝昏迷前期或肝昏迷患者应给予低蛋白饮食,每日蛋白总量 20～40 克,尽量选用生理价值高的动物性蛋白质,如乳、蛋、瘦肉等。

519. 为什么众多肝癌患者采用介入治疗

原发性肝癌是一种恶性程度高、浸润和转移性强的肿瘤,由于大部分患者确诊时已属中晚期且常并发肝硬化,70%～85%的患者发现后已失去手术切除的机会。因此,以经导管肝动脉化疗栓塞术和微波、射频消融等为代表的介入技术成为治疗肝癌的重要方法,早期肝癌介入治疗的疗效可以与外科手术媲美,而对中晚期肝癌患者,介入治疗是公认的首选治疗方法。

520. 为什么子宫肌瘤患者做过介入手术后肚子会痛

动脉栓塞后的疼痛与组织缺血、水肿造成被膜紧张有关,组织缺血后继而出现一系列缺血、坏死的病理过程,导致坏死性疼痛。多半有发热、疼痛,一般能缓解,若疼痛超过 1 周并较剧烈,需要到医院去查明原因才好对症治疗。

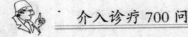

521. 动脉化疗的不良反应有哪些

动脉化疗虽然是局部靶器官用药,大大增强了局部疗效,降低全身不良反应,但介入治疗后患者有时也会出现乏力、食欲下降、发热、疼痛,以及化验指标的变化等反应,属于正常现象,患者及家属不必紧张,在医师指导下给予适当用药,对症治疗即可缓解。

第五章 外周血管疾病介入诊疗

一、下肢动脉疾病介入诊疗

522. 下肢动脉扩张性疾病有哪些

(1)周围动脉瘤。

(2)动静脉瘘。

(3)血管损伤。

523. 下肢动脉瘤的病因有哪些

(1)动脉粥样硬化。

(2)外伤性动脉瘤。

(3)吻合口假性动脉瘤。

(4)医源性导管损伤。

(5)感染性。

(6)动脉炎症性疾病(大动脉炎,川崎病,白塞病)。

524. 下肢动脉瘤有哪些症状

(1)搏动性肿物。

(2)压迫症状。

(3)肢体远端缺血。

(4)瘤体破裂。

(5)瘤体先兆破裂,疼痛。

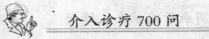

(6)感染性动脉瘤可有全身感染症状。

525. 下肢动脉瘤的治疗方式有哪些

(1)手术治疗:动脉瘤切除术和动脉重建术。

(2)介入腔内修复:腹膜支架。

526. 下肢动脉闭塞性疾病有哪些

(1)动脉硬化闭塞症。

(2)血栓闭塞性脉管炎。

(3)动脉栓塞。

(4)多发性大动脉炎。

(5)Leriche 综合征。

527. 下肢动脉闭塞症有哪些症状和体征

(1)症状:有间歇性跛行 、静息痛、坏疽。

(2)体征:皮温低、肤色差、末梢循环差;动脉搏动减弱或消失,踝肱指数(ABI)降低;溃疡、坏疽。

528. 下肢动脉闭塞症怎么分型

分为主-髂型,股-腘型,累及主-髂动脉及其远侧动脉的多节段型。

529. 下肢动脉闭塞症分哪几期

分期以 Fontaine 分类法为准。

(1)Ⅰ期:无症状 。

(2)Ⅱa 期:轻度跛行 。

(3)Ⅱb 期:中到重度跛行 。

(4)Ⅲ期:静息时缺血性疼痛 。

(5)Ⅳ期:溃疡或坏疽。

530.下肢动脉粥样硬化的高危因素是什么

(1)高脂血症。

(2)高血压。

(3)吸烟。

(4)糖尿病。

(5)肥胖及高密度脂蛋白低下。

531.下肢动脉闭塞症的治疗方法有哪些

(1)非手术治疗。

(2)手术治疗包括微创介入血管腔内治疗,外科手术,介入治疗加外科手术。

(3)干细胞移植。

532.什么是动脉分叉闭塞综合征

动脉分叉闭塞综合征又称 Leriche 综合征,慢性腹主动脉-髂动脉闭塞,渐进性主动脉末端部分血栓形成综合征,终末主动脉-髂动脉闭锁综合征,孤立性腹主动脉-髂动脉病。

533.动脉分叉闭塞综合征的临床表现有哪些

临床表现主要有间歇性跛行,阳痿,股动脉搏动消失。

534.动脉分叉闭塞综合征的病因是什么

本病的病因是由动脉粥样硬化引起,由于动脉瘤、创伤、肿瘤或异物损伤血管壁致血栓形成。

535. 什么是急性下肢动脉栓塞

由脱落的栓子或其他异物堵塞下肢动脉造成下肢动脉血流障碍的一系列临床症状。栓子通常停留在血管分叉处,引起血管管径的变化。缺乏有效的侧支循环是栓塞事件导致严重缺血的原因。

536. 急性下肢动脉栓塞的病因是什么

动脉栓塞的栓子来源多样,主要有血栓、癌栓、脂肪栓、空气、羊水等。

(1)心源性:心脏病、人工瓣膜代用材料,以心脏病为主,尤多见于房颤及感染性心内膜炎患者。

(2)血管源性:动脉手术和血管移植术后继发血栓形成、动脉粥样硬化斑块脱落。

(3)医源性:心脏人工瓣膜置换和人工血管移植、动脉造影、血液透析的动静脉瘘、动脉内留置导管,动脉疾病的腔内治疗。

(4)原因不明:4%~5%患者虽经全身检查未发现血栓来源。

537. 急性下肢动脉栓塞的临床症状是什么

急性动脉栓塞发病突然,无侧支循环代偿,出现急性肢体缺血症状。

总结症状为 5P:疼痛(pain)、苍白(pallor)、无脉(pulseless-ness)、麻痹(paralysis)、感觉异常(paresthesia)。

疼痛发作开始时位于阻塞平面处,以后逐渐加剧,延及远侧,约20%患者最先出现症状是麻木,而疼痛并不明显。

皮温改变层面要比实际真正栓塞平面低得多,一般低 5~10 厘米。腹主动脉骑跨栓塞,皮温改变层面多在双侧大腿及臀部;髂总动脉栓塞,多在大腿上部;股总动脉栓塞,约在大腿中部;腘动脉栓塞,多在小腿下部。

538. 急性下肢动脉栓塞的检查方式有哪些

(1)心脏、双下肢动脉彩超:为最常用的检查方法,优点是适时、动态、可重复性强,存在主观因素影响。

(2)64 排双下肢 CTA:较为真实客观地反映血流情况,接近正常解剖结构,图像直观。

(3)DSA 造影:是诊断下肢血管病变的金标准,可与治疗同期进行。

539. 急性下肢动脉栓塞的预后怎么样

急性下肢缺血最初的 6～8 小时是进行诊治的关键时间段。神经缺血 4 小时,肌肉缺血 6 小时可发生不可逆变化。

应禁止患者试图改善冷感而对缺血部位加温,以避免因升温后局部组织需氧量增加而加速组织坏死。

抢救时间就是肢体存活的关键。6 小时以内肢体存活率达95％;12 小时内 81％;24 小时内 67％。

540. 急性下肢动脉栓塞的治疗方法有哪些

(1)非手术治疗:纤维蛋白溶解制剂(尿激酶、链接酶)静脉滴注或微量泵泵入;低分子肝素抗凝治疗;抗血小板治疗;解除血管痉挛。

(2)手术治疗:①适应证。腘动脉或肱动脉分支以上的动脉栓塞;动脉栓塞后肢体尚未坏疽者,应争取在 6～8 小时内手术治疗。②传统外科切开取栓。主要用于下肢炎症(血栓闭塞性脉管炎、大动脉炎等免疫性血管病变)或发育不良(如腘动脉压迫综合征)性下肢缺血病变。③介入治疗。Fogarty 球囊导管取栓;动脉置管溶栓术;机械性栓子切除术。

二、下肢静脉疾病介入诊疗

541. 下肢静脉溶栓的指征是什么

对于由静脉瓣或外压造成继发性血栓,在1周之内者均可以进行溶栓诊疗。

542. 下肢静脉取栓的指征是什么

下肢静脉慢性或亚急性(时间超过2周)的血栓均可进行取栓诊疗。

543. 为何下肢静脉血栓患者要放支架

静脉血栓主要是由于血液黏稠度高和血液流动缓慢而发生的,血栓与管壁一般粘连程度轻,容易脱落,可引起肺栓塞。下肢静脉血栓可发生在下肢任何部位。通过在患侧肢体放置支架能撑开狭窄的血管壁,利于进行溶解血栓的治疗。

544. 下肢血管病变介入术后如何进行康复治疗

(1)术后不要长时间站立或行走,最长时间不得超过30分钟,但每天要进行行走训练,直到轻度疼痛为止,休息1~2小时,再重复,每天3~4次。

(2)对于下肢水肿者穿长筒的弹力袜,促进下肢血液回流。

(3)定期加强肢体功能锻炼,活动下肢关节如膝部关节的屈伸、踝关节的内外旋等,以促进下肢功能恢复。

(4)补充足够的营养,摄入高蛋白、高维生素饮食,如牛奶、鸡蛋、肉类等,补充足够的水分,帮助身体恢复。

545. 糖尿病下肢血管病变引发的糖尿病足可以做介入治疗吗

糖尿病足是因糖尿病引发的下肢血管病变导致的足部组织溃烂、坏死、坏疽,可以做介入治疗,效果如图42。

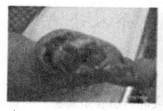 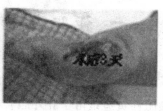

（1）术前（右足溃烂3个月）　　　（3）术后3天 •

图42　糖尿病足介入治疗

546. 糖尿病下肢血管病变介入治疗时有哪些注意事项

糖尿病是一个全身性疾病,它的介入治疗不仅要注重血管腔内的局部治疗,还应予以全身药物治疗,应用活血化瘀类药改善微循环;最为重要的环节是控制血糖、血压和血液黏稠度。

547. 糖尿病下肢血管病变控制血糖的标准是怎样的

空腹血糖,3.9～6.1mmol/L。餐后2小时血糖,3.9～7.8mmol/L。

第六章 非血管疾病介入诊疗

一、梗阻性黄疸介入诊疗

548. 什么是梗阻性黄疸

梗阻性黄疸是由于肝外胆管或肝内胆管阻塞所致的黄疸,前者称为肝外梗阻性黄疸,后者称为肝内梗阻性黄疸。

549. 皮肤发黄与梗阻性黄疸有什么关系

梗阻性黄疸的患者由于胆汁经胆管排流不畅,使得胆汁通过肝血窦回流入全身血管,致使全身皮肤发黄;皮肤发黄多提示为梗阻性黄疸晚期;皮肤发黄也可见于肝炎,尤其慢性肝炎晚期。

550. 什么是黄疸外引流

黄疸外引流,就是直接把胆汁从胆管引流至体外。

551. 什么是黄疸内引流

黄疸内引流法,是通过支架或引流管将胆汁引流至肠道。

552. 什么是黄疸内外引流

黄疸内外引流,就是将部分胆汁通过引流管引入肠道,再将部分胆汁引流至体外。

553. 内引流和内外引流有什么优点

内引流和内外引流可减少胆盐丢失,但必须控制胆汁内的细菌感染。

554. 为什么梗阻性黄疸要放支架

梗阻性黄疸往往是由于各种占位压迫原因致使胆汁不能进入肠道,从而影响消化功能并引起皮肤黄疸等症状,因此要借用外力(支架)撑开管腔,使胆汁进入肠道,从而减轻黄疸,恢复消化功能和肝功能。

555. 介入胆管引流术可选择的入路途径有哪些

可选择入路途径有:①经皮肝入路。②经内窥镜逆行入路。③经皮空肠逆行入路,适用于已行胆总管或肝胆管空肠 R-Y 式吻合术后的患者。④经颈静脉入路,适用于伴有大量腹水又不适合采用经皮肝入路的患者。

556. 胆管的引流方法有哪些

(1)外引流:包括经皮肝穿刺胆管引流术和经内镜胆管引流术。

(2)内外引流:在外引流的基础上,将多侧孔引流导管通过狭窄段送入十二指肠,导管部分侧孔置于狭窄段近端扩张的胆管内,关闭导管尾端后行内引流,开放后可外引流或冲洗引流管。

(3)内引流:包括胆管球囊导管成形术、胆管内支架植入术和经皮肝穿刺胆-胃引流术。

557. 经皮肝穿刺胆管引流术的方法有哪些

经皮肝穿刺胆管引流术有外引流术、内外引流术和内涵管引流术三种。

558. 外引流术的适应证有哪些

外引流术的适应证是：凡胆管梗阻准备手术治疗前或不能手术而采用姑息性治疗的均是外引流术的适应证。

(1)术前引流减压术：适用于阻塞性黄疸严重须手术治疗,而患者情况不适宜立刻手术者,如胆管癌或胆管急性梗阻性化脓性胆管炎,应先进行引流减压,待黄疸缓解,一般情况好转后再行手术。

(2)永久性姑息性引流：适用于胆管梗阻而不能手术者,如晚期胆管癌、胰头癌、肝门部肿瘤转移或胆肠吻合口部肿瘤复发可进行永久性引流以达到延长生命的作用。

559. 外引流术的禁忌证有哪些

外引流术的禁忌证有：①有出血倾向。②梗阻位置较高而广泛。如肝内胆管的多发狭窄,广泛转移癌等。③患者极度衰竭。④碘过敏。

560. 胆管金属内支架有哪些种类

金属内支架的类型有以下几种。

(1)自膨式支架：当其被放入指定部位后可自行扩张,形成通道,引流胆汁。

(2)温度记忆合金支架：由镍钛合金丝制成。低温下非常柔软,体温下恢复设定的状态,这种支架和组织亲和性好。

(3)球囊扩张式支架：需要通过球囊扩张管的扩张而扩张。

561. 胆管金属内支架成形术的适应证有哪些

凡胆管狭窄不能手术、准备姑息治疗者,均可行内支架留置术。

562. 胆管金属内支架成形术的禁忌证有哪些

凡凝血机制障碍、胆管完全梗阻或体质极度衰弱者,为内支架留置的禁忌证。

563. 胆管金属内支架成形术的手术过程是怎样的

一般情况下经皮肝穿刺胆管造影引流后一周左右行内支架留置术。手术过程:患者取仰卧位,沿引流管放入导丝,撤出引流管。沿导丝放入球囊导管,反复扩张狭窄部后,撤出球囊导管。沿导丝放入支架释放系统,留置支架。支架留置后即刻造影,检查支架位置和开放状态。

二、鼻泪管阻塞介入诊疗

564. 为什么会发生鼻泪管阻塞

鼻泪管阻塞最常见的原因是自发性炎症与瘢痕引起的阻塞,也可以是外伤性的或先天性的。其他少见的原因有肿瘤、手术瘢痕、结石及异物等。主要表现为流泪不止,常伴有泪囊内积脓,明显影响生活质量与工作。

565. 鼻泪管阻塞的诊断要点是什么

鼻泪管阻塞常并发有慢性泪囊炎,只要有溢泪并有黏液或脓性分泌物溢出,其诊断就可以确定。

566. 鼻泪管阻塞的介入治疗方法有哪些

鼻泪管阻塞的介入诊疗,包括球囊扩张泪囊成形术与塑料支架植入术。只要确定是鼻泪管阻塞引起的溢泪或慢性泪囊炎反复发作者,即可行介入治疗。造影证实鼻泪管阻塞后即可在局麻下进行介入治疗,无须住院。手术成功率相当高,约在 90%。支架置入后一年通畅率为 60%～70%,而球囊扩张者一年后通畅者为 30%～40%。眼科的泪囊鼻腔吻合术是鼻泪管阻塞有效治疗方法,但留有瘢痕,术后也有可能再次阻塞。

567. 鼻泪管阻塞介入术有哪些并发症

至今未有严重并发症报道。操作过程中,患者可有不同程度的疼痛感,但均能忍受。部分患者术后有少量血涕从鼻腔流出,均于 72 小时内停止,少数患者术中与术后 1～2 天有头痛;有高血压者易引起鼻出血,可通过鼻腔填塞控制。

三、输卵管阻塞介入诊疗

568. 哪些原因可导致不孕

常说生孩子是个伟大的系统工程。就像农民想种好庄稼一样,生孩子也要具备阳光、雨水、大地、种子。就是说:

(1)女方的卵巢每月有正常成熟卵子排出。

(2)男方能射精,精液中含有正常数量、形态和活力的精子。

(3)女方的输卵管通畅无阻,使精子和卵子能在管内相遇受精。

(4)受精卵必须能通过输卵管进入子宫腔,并能在子宫内膜里种植下来。

这是最基本的四个条件,缺一不可。其中导致不孕的最常见的原因是输卵管阻塞。

569. 导致输卵管阻塞的原因有哪些

输卵管阻塞可由发育异常、手术(刮宫术)或输卵管内外的炎症、异物阻塞、结核等原因引起。输卵管炎性阻塞是女性不孕症最常见的病因,约占不孕症人群的 50%。

570. 怎么知道输卵管堵塞了

(1)妇科通液实验:利用压力和通液总量确定输卵管通畅情况。

(2)B 超:观察液体通过输卵管速度。

(3)输卵管造影:影像观察输卵管通畅情况,这是金标准。

571. 什么情况下需要做输卵管造影

正常受孕一年没有成功的夫妇要做输卵管检查。以前有过宫外孕、多次流产、结核病史及盆腔炎的患者,最好在怀孕前做输卵管造影检查。

572. 做输卵管造影痛苦吗

做造影不舒服,但不会很难受,这不用太担心。效果好坏有以下几方面的原因:①医生手术的熟练程度。②责任心,是不是从关心患者角度出发。③患者的心理承受能力。如果非常惧怕也可以采用简易麻醉。

573. 如果造影显示输卵管狭窄或者不通怎么办

保障输卵管通畅的最终目的是为了生育,所以要采取介入治疗方法解决输卵管阻塞,保持输卵管通畅性,恢复输卵管功能,提高宫内妊娠率。

574. 输卵管阻塞的治疗方法有哪些

(1)宫腔通液术:方便、价廉,准确性差,对于炎症粘连或瘢痕形成的输卵管闭塞效果不满意。

(2)妇科手术:恢复输卵管解剖结构,设备要求高、耗资大、创伤大,功能恢复方面疗效不确切。

(3)介入再通术:操作较简单,针对输卵管近段梗阻和腔内粘连再通成功率高、并发症少,再闭塞率高,对输卵管远段阻塞或存在盆腔粘连者效果较差。

(4)腹腔镜手术:针对输卵管中远段阻塞和分解盆腔粘连效果较好,费用较高,对输卵管近段阻塞或管腔内粘连价值有限。

(5)传统中医药治疗:对慢性炎症有良好疗效,能促进输卵管功能恢复,提高妊娠率,疗程长,起效慢,对于输卵管腔内的粘连梗阻很难起效。

(6)试管婴儿:此为目前不孕症最终诊疗方法。其操作难度大、费用高、成功率较低,易引起多胎妊娠或卵巢过度刺激征等并发症。

575. 什么时间是输卵管阻塞介入治疗手术的最佳时机

患者月经干净后 3~7 天进行,且没有妇科炎症。

576. 输卵管阻塞介入治疗术后需要注意什么

患者一般休息 3~5 天,常规使用抗生素,并密切观察有无阴道流血、腹痛等情况;术后行宫腔通液 2 次。

577. 输卵管阻塞介入治疗术后多久可以同房

患者行输卵管阻塞介入治疗术后,可于第二个月经周期开始择期同房,争取怀孕。

四、腰椎间盘突出介入诊疗

578. 什么是腰椎间盘突出

腰椎间盘突出是较为常见的外科疾病之一,主要是因为腰椎间盘各部分(髓核、纤维环及软骨板),尤其是髓核,有不同程度的退行性改变后,在外力因素的作用下,椎间盘的纤维环破裂,髓核组织从破裂之处突出(或脱出)于后方或椎管内,导致相邻脊神经根遭受刺激或压迫,从而产生腰部疼痛,一侧下肢或双下肢麻木、疼痛等一系列临床症状。腰椎间盘突出以腰 4~5 椎、腰 5~骶 1 椎体发生率最高,约占 95%。

579. 腰椎间盘突出的临床症状有哪些

腰椎间盘突出患者临床主要表现为腰痛,并向下肢放射痛。

580. 腰椎间盘突出的诊断要点有哪些

腰椎间盘突出的诊断要点如下:

(1)急性外伤或反复多次腰部扭伤史。

(2)腰痛并放射至单侧或双侧下肢。

(3)腰肌紧张,腰椎前弯侧屈运动障碍,腰骶部局限性深压痛,直腿抬高试验阳性,下肢肌力减弱、感觉障碍,膝、跟腱反射减弱等。

(4)X 线片可能有腰椎间盘脱出处椎间隙变窄及其他继发性改变。

581. 为什么腰椎间盘突出患者下肢会疼痛

由于椎间盘的纤维环破裂、退变、髓核的化学性物质溢出,压迫神经,造成椎间盘后方的坐骨神经炎,故会引起下肢的放射痛。

582. 为什么腰椎间盘突出保守治疗效果欠佳

椎间盘在人体的位置比较深和复杂,从表面皮肤到椎间盘破裂口直线距离有 4~5 厘米,而且有骨头阻挡,保守治疗往往难以到位,是疗效欠佳的原因。

583. 腰椎间盘突出可以做推拿和牵引吗

如果患者有坐骨神经痛,推拿、牵引可能会扩大椎间盘的破口,加重临床症状,因此要慎重。

584. 腰椎间盘突出的介入治疗有哪些方法

(1)CT 引导药物介入治疗。

(2)温控热疗椎间盘修补(IDET)。

(3)等离子低温椎间盘髓核成形术。

(4)臭氧髓核溶解术。

(5)胶原酶髓核融合术。

(6)椎间盘切割术。

(7)半导体激光髓核溶解术。

(8)射频髓核溶解术。

585. 腰椎间盘突出介入治疗可以在哪些影像学设备下进行

腰椎间盘突出介入治疗可以在下列影像学设备下进行。

(1)X 线透视机,DSA,C 型臂透视机。

(2)CT。

(3)磁共振(MR)。

586. 腰椎间盘突出介入治疗的优点是什么

腰椎间盘突出的介入治疗是在影像设备仪器下进行,针对性比较强,尤其 DSA 引导药物介入治疗,在 DSA 引导下直接把药物注射在破裂的椎间盘表面,好比浇花,直接把药物浇在花的根部,即不破坏椎间盘,又保持椎间盘的功能。对于保守治疗无效、症状改善不显著又拒绝手术的患者,介入治疗是一个良好的选择。

587. 腰椎间盘突出有哪些理疗和康复方法

(1)急性期:理疗可减轻突出纤维髓核对周围软组织的刺激和压迫,手法推拿消除软组织水肿,改善血循环,可采用电熨疗法、透热疗法或各种温热疗法。镇静止痛可采用间动电流、干扰电流、蜡疗、红外线等疗法。

(2)慢性期及手术后:为防止神经根、蛛网膜粘连,可采用超声波、音频、直流电电碘导入疗法;加强腰背肌力,保持腰椎活动范围,可采用低频脉冲电流、电兴奋、医疗体育疗法等。

五、食管狭窄、上消化道出血介入诊疗

588. 什么是食管狭窄

食管狭窄一般是指食管良性疾病(不含肿瘤)或并发症引起食管腔狭窄。食管良性狭窄有先天性和后天性原因。前者极为罕见,多为一段食管局限性增厚狭窄,或是食管黏膜有环状、瓣状隔膜;后者以瘢痕性狭窄最为多见。

589. 瘢痕性食管狭窄的常见原因有哪些

瘢痕性食管狭窄的常见原因:①损伤性食管狭窄。②食管炎

（消化性，反流性）引起狭窄。③手术后食管狭窄。

590. 什么是损伤性食管狭窄

最常见的原因是吞咽腐蚀剂（强碱或强酸）引起的化学性腐蚀伤，痊愈后可形成瘢痕性狭窄。此外，食管异物（假牙、锐骨）或医源性（器械检查或治疗、放射线照射治疗）损伤虽较前者少见，但也时有发生。

591. 损伤性食管狭窄的临床表现有哪些

主要症状为吞咽困难。灼伤重者连流食或唾液也不能下咽。营养状况逐步恶化、脱水、消瘦、贫血，小儿患者的生长发育受到影响。若同时有咽喉部灼伤，有时可因喉部水肿出现呼吸困难。有时，食管黏膜水肿或食物块阻塞狭窄的管腔，可导致吞咽困难加重；偶尔也可因水肿消退或阻塞物脱落而症状好转。

592. 损伤性食管狭窄的检查有哪些

X 线食管钡餐检查可显示狭窄的部位，狭窄的程度和长度。化学腐蚀剂灼伤引起的狭窄一般呈现边缘不规则，管腔粗细不匀的长段狭窄。其他原因引起者多较局限，呈节段性或环状狭窄。高度狭窄的病例常不能了解狭窄的全段情况及远端食管状况。食管镜检查除可了解狭窄的部位及程度外，还可排除恶变，但多半不能通过狭窄了解远端情况。

593. 什么是食管狭窄的介入治疗

对早期轻中度狭窄可行食管扩张术，包括引线经胃造口以塑料扩张探条或金属梭形扩张探条往返式或逆行食管扩张术。

594. 食管扩张术多久做一次

食管扩张术需定期、多次。一般在开始时1周1次,逐渐加大探条号数和延长扩张时间间距至2～3周1次。近些年来,在X线定位下采用气囊扩张术或将记忆合金支架植入扩大狭窄部,主要对节段性或环状狭窄效果较好。

595. 什么是食管炎性狭窄

食管黏膜经常受胃酸和胆汁反流的刺激,可发生黏膜溃疡、炎症,甚至形成肉芽、瘢痕收缩引起狭窄。

596. 哪些原因会引起反流性食管炎

反流性食管炎的形成决定于两个因素。

(1)胃液和胰胆液反流入食管的次数和量较多。

(2)食管运动活力降低,迅速将反流排空、防止其与黏膜长时间接触的功能低下。本症常与食管裂孔疝并存,或发生于贲门手术后括约肌生理功能遭到破坏(如贲门成形术或食管胃吻合术后)。狭窄多发生于食管下段,但可向上延伸。

597. 反流性食管炎的临床表现有哪些

反流性食管炎症状有胃灼热感、胸骨后或剑突下疼痛,也可因炎症刺激纵隔,产生背部疼痛。有时出现呕血、贫血。20%病例可发生瘢痕狭窄,临床表现下咽困难和呕吐。

598. 反流性食管炎的检查有哪些

X线钡餐检查可观察狭窄的部位、长度、食管壁的动力状况和利用体位看反流现象。食管镜检查可确诊有无食管炎、溃疡、狭窄以及排除恶变。食管功能检查,包括食管测压、酸反流试验、酸廓清试验以及 24 小时的食管腔内 pH 值监测,对确定诊断、分析其严重程度以及决定有无手术指征等有帮助。

599. 反流性食管炎有哪些治疗方法

治疗方法有非手术治疗、扩张术和手术治疗三种。非手术治疗包括饮食调理、抗酸药物和避免平卧位加重刺激。若哽噎症状明显,在急性炎症不重时,可采用狭窄扩张术,包括球囊扩张、探条扩张或记忆合金支架植入术。并发食管裂孔疝而症状严重者,多要手术治疗。若其瘢痕狭窄不严重,经修补疝裂孔后,狭窄多可经非手术治疗或扩张术治愈。反流性食管炎的手术治疗,包括各种抗反流手术;必要时加幽门成形术促进排空,或加高度选择性迷走神经切断术减低胃酸分泌。食管严重狭窄扩张无效时需切除食管狭窄部位。

600. 什么是手术后食管狭窄

食管手术部位可发生不同类型的狭窄,有的是因缝线反应或吻合技术缘故,造成吻合口局部大量肉芽组织,纤维化后牵缩形成狭窄;有的是在食管手术时已有慢性炎症或术后并发反流性食管炎所引起。

601. 手术后食管狭窄有哪些治疗方法

治疗包括扩张术或支架植入术。对吻合口狭窄做扩张术必须小心,因其局部不像反流性食管炎的食管壁明显肥厚和纤维化,有时较小的扩张力即可造成破裂。

602. 胃食管吻合口良性狭窄扩张效果差时怎么办

介入治疗对食管良性狭窄多采用球囊扩张治疗,对胃食管吻合口良性狭窄扩张效果差时,可放置防反流支架,以阻挡胃内容物的反流。方法为:在透视下经口腔将球囊送至食管狭窄部进行扩张术,必要时植入支架。该方法患者痛苦小,费用低,恢复快,术后并发症少。

603. 恶性食管狭窄可以做介入治疗吗

食管恶性狭窄严重影响进食时,可行食管支架植入术;如狭窄段位于食管下段贲门部可植入防反流支架;如合并食管-气管瘘或食管-纵隔瘘,可植入覆膜支架;如需在解除食管狭窄的同时,针对食管癌进行治疗,可植入带放射性粒子(碘^{125})的食管带膜支架。

604. 外压性食管狭窄可以做介入治疗吗

外压性食管狭窄,一般仅需针对原发病灶进行治疗就可解除压迫,但如患者体质较差,不能耐受针对原发病灶的手术或放射治疗,可考虑先行植入可回收食管支架,待原发病治疗结束后可再考虑取出食管支架。相比而言,介入治疗能及时解除食管狭窄,其费用低、无创伤、痛苦小、风险低、见效快,能够迅速解决患者饮食问题,迅速消除症状,提高免疫力,恢复体质。同时亦能针对恶性病灶进行治疗,解决了手术治疗创伤大、放化疗全身不良反应严重等弊病,已越来越广泛地被广大患者所接受。

605. 食管狭窄内支架成形术的适应证有哪些

(1)先天性食管狭窄。

(2)贲门失弛缓症。

(3)幽门梗阻。

(4)消化道术后吻合口狭窄。

(5)食管化学烧伤后瘢痕狭窄。

(6)中晚期食管癌。

(7)食管癌术后吻合口复发。

(8)食管癌放疗或肺癌放疗后的食管狭窄。

(9)食管气管瘘或食管纵隔瘘。

(10)十二指肠梗阻。

606. 食管狭窄内支架成形术的步骤是什么

(1)患者去枕平卧位,去掉义齿,放入牙托。

(2)放入聚四氟乙烯导管和超滑导丝,在旋转手柄的操作下使导丝和导管通过狭窄部,撤出导丝,边撤导管边注入造影剂直至病变狭窄的近端,以确定和判断病变狭窄的范围和程度。

(3)将交换导丝插送至胃内。

(4)扩张器和长鞘一同沿导丝通过狭窄部直到其远端。

(5)长鞘位置不变,撤出扩张器,把支架送入长鞘内,用推进器将支架推送到留置的部位。

(6)固定推进器长鞘慢慢后撤,将支架释放。

(7)支架留置后即刻进行食管造影,观察开通情况。

607. 食管狭窄内支架成形术的术后处理有哪些

食管狭窄内支架成形术术后处理方法如下。

(1)术后当日可进半流质饮食,以后逐渐过渡到软食或普食,注意细嚼慢咽,以防食物团块阻塞支架。

(2)大多数患者有胸骨后钝痛,一般不需要处理会自行消失,个别患者须服用镇痛药。

(3)少数患者留置支架后出现出血,一般给予对症止血处理即可。

(4)支架移位和支架滑脱常发生于术后 1 个月之内。滑脱后视情况可取出支架或重新放置支架。

608. 食管狭窄内支架成形术的并发症有哪些

(1)远期并发症有肿瘤向支架两端的过度生长,或经支架网眼向腔内生长。也可经破损的支架被膜向腔内生长,这种情况可用腔内放疗、激光,或电灼治疗,亦可植入第二个支架。

(2)良性狭窄的远期并发症为内膜过度增生,可用腔内放疗、激光或电灼治疗,亦可留置第二个支架。

609. 上消化道出血导管灌注治疗的适应证有哪些

(1)各种消化道疾病引起的消化道出血。

(2)胃黏膜出血。

(3)术后出血及吻合口溃疡出血。

(4)医源性如仪器检查及扩张术后的出血。

(5)食管贲门黏膜撕裂伤伴有上消化道出血。

610. 上消化道出血导管灌注治疗的禁忌证有哪些

(1)出现休克的危重患者,需要急诊手术、抢救者。

(2)严重凝血机制障碍者。

(3)严重肝、肾功能不全者。

(4)穿刺部位有发热及全身感染者。

611. 上消化道出血导管灌注治疗的术前准备有哪些

(1)出血过多的患者需补充血容量。

(2)选一较大静脉作为输液、输血的途径。

(3)放置鼻胃管以便给予冰盐水或抽取胃内容物,了解灌注后有无继续出血。

(4)进行对比剂的过敏试验及麻醉药过敏试验。

(5)术前禁食、水。双侧腹股沟备皮。

612. 上消化道出血导管灌注治疗的实施步骤有哪些

(1)定出血的部位。

(2)确定导管位置。

(3)灌注血管收缩药。

613. 上消化道出血栓塞治疗术中的注意事项有哪些

(1)对于胃肠道出血的栓塞,不宜用酒精之类的液体栓塞药注入胃、十二指肠动脉和肝动脉。小肠出血一般不用栓塞疗法,以防肠坏死。

(2)胃冠状静脉注入栓塞药时,速度要慢,防止反流到脾静脉内。判定栓塞效果,要在注入栓塞药 15 分钟后造影才能确定。为防止疼痛,栓塞前可在胃冠状静脉内注入少量利多卡因。要注意防止栓塞药反流入门静脉内。操作要轻巧,避免损伤门脉,防止门脉血栓形成。

614. 上消化道出血栓塞治疗术后处理有哪些

(1)患者术后要静卧 24 小时,给予维生素 K 制剂,肌内注射或静脉滴注止血药物,防止出血。

(2)严密观察患者血压及腹部情况,一旦有出血应及时予以输血。一般应用保守疗法,若大量出血,则需外科紧急处理。

(3)用广谱抗生素 3 天。

(4)注意有无气胸。气胸的少量气体可自行吸收,大量则需抽气或闭式引流。

第七章 超声引导下介入治疗

615. 微波介入手术需要全麻吗

一般情况下分静脉麻醉和局部麻醉。根据患者的具体情况而决定,当肿瘤位置靠近纵隔、肝包膜、胆囊主要血管分支时,患者常出现疼痛,选择静脉麻醉,需请麻醉医生操作。麻醉医师会全程密切监测生命体征的变化,及时调整麻醉药量,治疗全过程不会有明显疼痛。在麻醉过后1天内可能会有不同程度的疼痛,如有不适请告知医生。

616. 肝脏微波介入手术的效果如何

由于超声引导定位准确,有效热场可调控,通过微波治疗可达到肝癌病灶完全坏死的目的,目前已成为治疗肝癌的一项重要技术,尤其对于小肝癌,该技术已经成为早期小肝癌外科手术切除及肝移植外的治愈性方法之一。对于部分不能手术切除的肝癌也可进行微波消融治疗,从而控制肿瘤的发展。

617. 肝脏微波介入手术大概需多长时间

在手术前需要进行超声检查确定手术方案,需时几分钟或十几分钟。具体的肝癌病灶治疗时间,跟病灶的数量、位置和操作难度多少有关。大部分病灶的治疗时间约十分钟左右。

618. 哪些肝脏疾病适合进行微波介入治疗

(1)单发肿瘤,直径≤5厘米。

（2）多发肿瘤，肿瘤数目≤3枚，最大直径≤3厘米。

（3）无血管、胆管等癌柱或肝外转移灶。

（4）肝功能 Child 分级 A 或 B 级，无腹水或少量腹水。

（5）肿瘤距肝门部肝总管、左右肝管的距离≥5厘米。

619. 做肝脏微波介入手术有危险吗

目前此项技术已经非常成熟，相对于手术切除，并发症极低，当然也有一些不能预料的风险，尤其是位于特殊部位的病灶。医生会在术前讲明，需要征得患者同意。

620. 哪些肝脏疾病不适合进行微波介入治疗

（1）有严重的凝血功能障碍。

（2）大量腹水，经保肝、利尿等治疗后肝前仍有转移腹水。

（3）肝性脑病较重、神志恍惚者。

（4）肿瘤体积过大，如超过肝脏体积的 2/3 或弥漫性肝癌。

（5）有全身任何部位的急性期的感染病变者。

621. 肝脏微波介入治疗的术前准备有哪些

术前行必要的影像检查，如超声、超声造影及增强 CT 或增强 MRI；术前常规行胸部 X 线检查及心电图检查。并发心肺疾病者，检查超声心动图、24 小时动态心电图及肺功能。术前行血尿便常规及肝功能、血清 AFP 等肿瘤标志物、血清四项、出凝血时间、凝血酶原时间、血糖等检查。静脉麻醉术前，患者需禁食、水 12 小时，常规建立静脉通道。遵循知情同意原则，治疗前经治医生及麻醉医生会介绍微波治疗的意义、麻醉和治疗过程及治疗后可能发生的并发症，及其应对措施，并由家属签署手术知情同意书及麻醉同意书。

622. 肝脏微波介入治疗应选择什么样的体位

患者的体位以超声检查时能在穿刺引导线上清楚地显示肿瘤为原则,一般可选用平卧位或右前斜位,治疗侧适当予以垫高。

623. 做完微波介入治疗多久可以回病房

患者做完治疗后,局麻患者即刻可护送回病房;如为静脉麻醉,可由麻醉医生和护送人员一同送至恢复室,监测生命体征,给予低流量吸氧,并观察 30 分钟。如生命体征无异常,经麻醉医生评估后,方可用平车送回病房。

624. 微波介入治疗有哪些注意事项

医师准确地穿刺肿瘤将微波电极放在预定的部位,是保证疗效的关键。此时,需要患者呼吸动作的配合,例如屏气、鼓肚子等。另外,放松心情,避免紧张情绪而导致的生命体征异常也是至关重要的一点。

625. 微波介入治疗有哪些不良反应及并发症

超声引导下经皮微波治疗肝癌为微创手术操作,不良反应及并发症的发生率不高,尤其是严重并发症的发生率很低。微波消融主要不良反应及并发症,包括腹部疼痛、发热、恶心、肝功能异常、胸腔积液、肠道穿孔,发生率约 0.2%;胆管损伤,发生率约 0.2%。

626. 什么是心包穿刺术

心包穿刺术是借助穿刺针直接从胸壁刺入心包的一项诊疗技术,多用于检查心包积液的性质、抽液减压或心包内局部注射给药等。

627. 心包穿刺术的适应证是什么

大量心包积液出现心包压塞症状者,需穿刺抽液以解除心脏压迫症状。抽取心包积液可协助诊断,确定病因。心包腔内给予药物治疗。

628. 心包穿刺术的禁忌证是什么

出血性疾病、严重血小板减少症及正在接受抗凝治疗者为相对禁忌证。拟穿刺部位有感染者或合并菌血症或败血症者;不能很好配合手术操作的患者为禁忌证。

629. 心包穿刺术的术前准备有哪些

(1)术前应对患者进行询问病史,体格检查,心电图、X线及超声波检查,以确认是否有心包积液,用超声波确定穿刺部位。

(2)准备相应的器械与药物、无菌心包穿刺包、手套、2%利多卡因注射液。

630. 心包穿刺术前应向患者告知哪些注意事项

操作前,应向患者说明穿刺目的,以消除顾虑,告知患者可能出现疼痛的时间点及程度,并请尽量配合。如疼痛感明显难以忍受时,应告知操作医师,切勿突然大幅度变动体位。对精神紧张及咳嗽难以控制者,术前可口服相应药物。穿刺中,患者应避免咳嗽、打喷嚏、深呼吸及转动身体,以免穿刺针损伤心肌组织。咳嗽难以控制者不给予抽液。抽液及放液速度要慢,首次抽液或放液量一般不宜超过 200 毫升以后再逐渐增到 300～500 毫升。

631. 心包穿刺术的并发症有哪些

易出现的并发症有肺损伤、肝损伤、心肌损伤及冠状动脉损伤、心律失常、感染等。

632. 什么是胸腔穿刺术

胸腔穿刺术是借助穿刺针直接从胸壁刺入胸膜腔的一项诊疗技术,多用于检查胸腔积液的性质、抽液减压,或胸腔内局部注射给药等。

633. 胸腔穿刺术的适应证是什么

(1)诊断性穿刺:胸部外伤后疑有血气胸,需进一步明确胸腔积液的性质,需穿刺抽取积液做实验室检查者。

(2)治疗性穿刺:适合大量胸腔积液(或积血)影响呼吸、循环功能且尚不具备条件施行胸腔引流术时,或气胸影响呼吸功能,脓胸或恶性胸液需胸腔内注入药物者。

634. 哪些疾病不适合做胸腔穿刺术

患者病情严重;有严重出血倾向;大咯血;穿刺部位有炎症病灶;对麻醉药过敏。

635. 胸腔穿刺术的术前准备有哪些

(1)术前患者应进行胸部 X 线和超声波检查,确定胸腔内有无积液或积气,了解液体或气体所在部位及量的多少,并标上穿刺部位记号。

(2)器械与药品常规准备。

636. 胸腔穿刺术的患者应选择何种体位

患者可取坐位,面向椅背,两前臂置于椅背上,前额伏于前臂。不能起床的患者,可取半坐卧位,患侧前臂置于枕部。

637. 胸腔穿刺术手术应有哪些注意事项

操作前应向患者说明穿刺目的,消除顾虑,告知患者可能出现疼痛的时间点及程度,并请尽量配合,如疼痛感明显难以忍受时应告知操作医师,切勿突然大幅度变动体位。对精神紧张及咳嗽难以控制者,术前可口服相应药物。穿刺中患者应避免咳嗽、打喷嚏、深呼吸及转动身体,以免穿刺针损伤肺组织。恶性胸腔积液,在尽量抽液后,可注射抗肿瘤药或硬化剂,促使脏层与壁层胸膜粘连,闭合胸腔,防止积液重新积聚。注药后嘱患者卧床 2~4 小时,并不断变换体位,使药物在胸腔内均匀分布。当患者出现胸膜反应、复张性肺水肿或剧烈咳嗽时,立即停止抽液。平卧,给予对症处理即刻缓解症状。

638. 胸腔穿刺术的并发症有哪些

可出现气胸、血胸、复张性肺水肿、胸膜反应及痛性晕厥、低血压。

639. 肝脏占位性病变穿刺活检术的适应证是什么

需要明确肝脏占位性病变的组织病理学诊断,而且其部位能被超声影像所清晰显示,有安全的穿刺路径,原则上均适宜进行超声引导穿刺组织学活检。常见的情况主要有:肝脏占位性病变的诊断、鉴别诊断;肝脏占位性病变的病理组织学分类;肝脏占位性病变分期及治疗和预后的评价。

640. 肝脏占位性病变穿刺活检术的禁忌证是什么

明显出血倾向、凝血功能障碍、血小板减少者;大量腹水,尤其是肝前腹水患者;重度阻塞性黄疸;肝脏表面的占位性病变;未液化的急性炎症性病变、肝周围化脓性感染;无安全穿刺路径;引导困难,且不能配合者;全身状况明显衰竭者。

641. 肝脏占位性病变穿刺活检术的术前准备有哪些

明确穿刺活检适应证后,应向患者解释肝脏占位活检的必要性及安全性,并简要说明操作过程,消除其顾虑,争取最佳配合。同时向患者及其亲人或监护人说明穿刺活检的必要性和可能引起的各类并发症,解释交代相关注意事项,必须取得书面同意。检查血常规、血清学、出凝血功能等常规检查项目。仔细检查全身皮肤黏膜出血倾向及所选择进针部位的局部皮肤。术前已用抗凝治疗者应停用抗凝药物、抗血小板药物包括非甾体类解热镇痛药至少3天以上,并复查凝血指标。非急诊时,女性患者应尽量避开月经期。

642. 肝脏占位性病变穿刺活检术患者应怎样配合

穿刺前患者需要进行屏气练习,以调控靶目标的位置。穿刺中应绝对避免咳嗽或剧烈运动。

643. 肝脏占位性病变穿刺活检术的并发症有哪些

超声引导穿刺活检术的并发症有术后出血、血肿、疼痛、气胸、胸膜炎、腹膜炎、一过性迷走反射、低血压、肿瘤针道种植等。

644. 脾脏占位性病变穿刺活检术的适应证是什么

脾脏的实性占位性病变的诊断、鉴别诊断;怀疑脾脏侵犯的淋巴瘤患者或白血病患者。

645. 脾脏占位性病变穿刺活检术的禁忌证是什么

有明显出血倾向、凝血功能障碍、血小板减少者;大量腹水;脾脏表面的占位性病变;传染病的急性期患者;未液化的急性炎症性病变、脾周围化脓性感染;无安全穿刺路径;引导困难,且不能配合者;全身状况明显衰竭者,均不能做脾脏穿刺活检术。

646. 脾脏占位性病变穿刺活检术的术前准备有哪些

明确穿刺活检适应证后,应向患者解释脾脏活检的必要性及安全性,并简要说明操作过程,消除其顾虑,争取最佳配合。同时向患者及其亲人或监护人说明穿刺活检的必要性和可能引起的各类并发症,解释交代相关注意事项,必须取得书面同意。术前已用抗凝治疗者应停用抗凝药物、抗血小板药物及非甾体类解热镇痛药至少 3 天以上,并复查凝血指标。非急诊时,女性患者应尽量避开月经期。

647. 脾脏占位性病变穿刺活检术患者应怎样配合

穿刺前,患者需要进行屏气练习,以调控靶目标的位置;穿刺中,应绝对避免咳嗽或剧烈运动。

648. 脾脏占位性病变穿刺活检术的并发症有哪些

超声引导穿刺活检术的并发症有术后出血、血肿、疼痛、气胸、胸膜炎、腹膜炎、一过性迷走反射、低血压等,及肿瘤针道种植。

649. 什么是超声造影检查

超声造影主要是利用造影剂微气泡在超声场中谐振产生的二次谐波成像,能够灵敏地显示器官组织及病灶中微循环及微血管的状态,可显著提高超声诊断的分辨力、敏感性和特异性,已广泛应用于肝脏疾病的诊断与鉴别诊断。目前,临床采用的超声造影剂主要为白色冻干粉末声诺维(Sonovue)。

650. 肝脏超声造影检查的适应证是什么

肝脏局灶性病变的检出、诊断及鉴别诊断；肝癌局部消融治疗的超声造影监测及疗效评价；肝脏外伤诊断及造影引导下治疗；肝移植；肝脏血管检查等。

651. 肝脏超声造影检查的禁忌证是什么

对六氟化硫或 Sonovue 有过敏史者，伴有右向左分流的先天性心脏病，重度肺高压（肺动脉收缩压＞90 毫米汞柱），未控制的严重高血压和成人呼吸窘迫综合征患者，孕妇及哺乳期妇女，年龄18 岁以下未成年人（尚未有临床试验结果）。

652. 哪些情况应慎用声诺维

严重的心功能衰竭；严重的慢性阻塞性肺部疾患；严重的心律不齐；近期发生心肌梗死并伴有进行性和（或）不稳定心绞痛；急性心内膜炎、瓣膜修复；急性全身感染和（或）败血症；高凝状态和（或）近期血栓栓塞；肝、肾疾病晚期；吸氧患者及不稳定精神疾病患者。

653. 肝脏超声造影检查的准备有哪些

检查前签署知情同意书，遵循知情同意原则。检查前医生会向患者及家属详细询问药物或牛奶过敏史、活动性结核，有无严重心脏病史等造影禁忌证，说明超声造影检查的意义、过程、可能发生的并发症及其应对措施。

654. 肝脏超声造影检查的不良反应有哪些

Sonovue 具有很好的安全性和耐受性。不良反应的发生率低，主要包括头痛、恶心、注射部位疼痛、青肿、灼热及感觉异常、潮红等。大部分不良反应程度轻微,不需要特殊处理,消退后无后遗症发生。由于使用的超声造影剂是通过呼吸道代谢,不经过肝脏或肾脏,所以无须大量喝水以造影剂排泄。

655. 超声引导肝脓肿穿刺抽吸注药及置管引流术有哪些优势

超声引导下肝脓肿穿刺抽吸注药及置管引流术,为肝脓肿患者提供了一种简便、安全、有效的局部治疗新方法,避免了传统手术对机体损伤大的不足,并发症较少,配合全身抗生素应用可有效提高肝脓肿患者治愈率,缩短了住院时间,降低了患者的经济负担。

656. 超声引导肝脓肿穿刺抽吸注药及置管引流术的适应证是什么

超声引导下能够显示的直径<6厘米肝脓肿,可穿刺抽吸,脓肿>6厘米可行置管引流。

657. 超声引导肝脓肿穿刺抽吸注药及置管引流术的禁忌证是什么

严重出血倾向者;大量腹水;需急诊手术者;无安全进针路径者;不能排除动脉瘤、动静脉瘘等血管源性疾病;恶性肿瘤或血管瘤合并感染者;脓肿显示不清或液化不全。均不宜进行经肝脓肿穿刺抽吸及置管引流。

658. 超声引导肝脓肿穿刺抽吸注药及置管引流术的术前准备有哪些

常规抽血检查血常规、血清四项、凝血四项、肝肾功能和电解质等生化指标;血细菌培养＋药敏;相关肿瘤标志物。疑诊为肝包虫病时,应询问有无疫区生活史,必要时行卡松尼(Casoni)试验,清晨空腹进行为佳。告知患者可能出现疼痛的时间点及程度,并请尽量配合,如疼痛感明显难以忍受时应告知操作医师,切勿突然大幅度变动体位。患者可以取仰卧位或左侧卧位。

659. 超声引导肝脓肿穿刺抽吸注药及置管引流术的优势及并发症有哪些

该技术安全、可靠,不良反应较轻微,并发症少,发生率在10%,严重并发症较少见。并发症主要有:①出血。②感染扩散。③局部血肿形成。④菌血症。⑤气胸或脓胸等。

超声引导下肝脓肿穿刺抽液注药及置管引流术属于局部治疗,应配合全身抗生素应用,术后观察生命体征,保持引流管通畅,维持水、电解质平衡,全身营养支持及对症处理。如感染仍然难以控制,则需外科治疗。

660. 什么是超声引导肝囊肿抽液及硬化治疗术

超声引导下肝囊肿抽液及硬化治疗术是利用聚桂醇、无水酒精等药物使上皮细胞破坏而失去分泌囊液的功能,并进一步使囊壁凝固、硬化、粘连、闭合,最后吸收消失,从而达到治疗的目的。

661. 超声引导肝囊肿抽液及硬化治疗术的优势有哪些

目前此项治疗方式已经成为肝囊肿的一种安全、微创的治疗方法,具有创伤小、疗效确切、并发症较轻微等特点,对肝囊肿的治愈率可达到90%以上,且对于复发的囊肿仍然可以再次进行治疗,因此在临床得到了广泛的应用。

662. 超声引导肝囊肿抽液及硬化治疗术适应证是什么

囊肿最大径大于5厘米者;患者有临床症状或要求进行治疗;

多囊肝,较大囊肿产生压迫症状者;囊肿合并感染者。

663. 超声引导肝囊肿抽液及硬化治疗术禁忌证是什么

有严重出血倾向者;酒精过敏者;恶性囊性肿瘤或性质不明者;囊肿位置深,穿刺不易到达者;穿刺途径不易避开邻近脏器以及大血管或胆管者;并发其他严重疾病,不能合作者;囊肿与胆管相通者。

664. 超声引导肝囊肿抽液及硬化治疗术的术前准备有哪些

常规抽血检查血常规、血清四项、凝血四项、肝肾功能等生化指标,必要时查相关肿瘤标志物。疑诊为肝包虫病时,应询问有无疫区生活史,必要时行卡松尼(Casoni)试验,清晨空腹进行为佳。告知患者可能出现疼痛的时间点及程度,并请尽量配合,如疼痛感明显难以忍受时应告知操作医师,切勿突然大幅度变动体位。患者可以取仰卧位或左侧卧位。

665. 超声引导肝囊肿抽液及硬化治疗术的术中配合注意事项有哪些

治疗前医生会询问患者是否有酒精过敏史;对患者进行呼吸训练,以保证进针时屏住呼吸,穿刺过程中呼吸缓慢平稳。抽吸过程中呼吸幅度过大,容易使穿刺针随呼吸运动产生针体的移动,穿透囊肿或从囊腔脱出,甚至造成穿刺针弯曲,尤其对于 20 号以下的细针,影响针尖及针体的观察,导致脏器损伤或药物外渗。治疗所需的时间根据囊肿的大小、数量及患者的密切配合息息相关。

666. 超声引导肝囊肿抽液及硬化治疗术的术后疗效评价有哪些

在硬化治疗后 3 个月内,囊肿大多缩小不明显,一般与囊肿壁坏死、渗出有关,也有可能是治疗不彻底。因此,疗效的评价应在酒精硬化治疗后 3 个月、6 个月甚至更长的时间进行。

疗效判断标准如下。

(1)治愈:3 个月至 1 年囊肿完全消失。

(2)显效:3 个月至 1 年囊肿最大直径较治疗前缩小 1/2。

(3)好转:3 个月至 1 年囊肿最大直径缩小不足治疗前的 1/2。

(4)无效:1 年以后囊肿大小无变化或增大。

667. 什么是高强度聚焦超声

高强度聚焦超声(HIFU)治疗肿瘤,是利用超声发生器分散发射高能超声波,并在体内将超声波能量聚焦在选定的脏器组织区域内,在焦点区域形成 60℃以上的高温,从而杀灭肿瘤,而对焦点周围组织没有明显影响。

668. 高强度聚焦超声消融治疗的目的是什么

在 HIFU 治疗肿瘤中,应根据肿瘤的分期、部位、与邻近器官的关系,超声通道条件,尽可能对肿瘤实施完全的热消融。目前,HIFU 主要用于肿瘤的局部姑息治疗,主要用于无法手术根治切除的实体肿瘤,是肿瘤综合治疗的方法之一。

669. 高强度聚焦超声消融治疗肝癌的适应证是什么

HIFU 治疗仪的机载超声能够完全清晰显示肝脏肿瘤,能够耐受相应麻醉的患者,均适合进行 HIFU 消融治疗。

670. 高强度聚焦超声消融治疗肝癌的禁忌证是什么

弥漫性肝癌,肝功能严重失代偿,Child 分级为 C 级;伴有梗阻性黄疸;肿瘤位于肝脏表面;伴有严重的恶病质、心脑血管疾病、肺部疾病;不能耐受麻醉的患者,均不适合。

671. 高强度聚焦超声消融治疗肝癌的术前准备有哪些

完善治疗前检查:主要包括影像学、肿瘤标志物,术前经治医生会详细了解患者的病程长短及诊治经过,特别是局部有无手术瘢痕及其范围和质地;局部有无窦道、积液、积气、积血;局部是否曾行放射治疗及其剂量等。对麻醉的评估和麻醉方式的选择:主要有全身麻醉、硬膜外麻醉、静脉麻醉以及静脉的镇静镇痛麻醉等方式,要根据治疗病灶的位置、性质、大小以及患者的一般情况和心肺等基本情况而定。特殊准备:如果病灶被肺所遮挡,则可以考虑人工胸水。胃肠道及皮肤准备:胃肠道一般要治疗前 3 天开始依次进无渣饮食、半流质、流质,治疗前 1 天禁食、禁水;治疗前一天晚上导泻和清洁灌肠;治疗区备皮,去除污垢,治疗前皮肤尚需脱脂处理。

672. 高强度聚焦超声消融治疗肝癌的手术配合有哪些注意事项

治疗过程中绝对避免患者发生突然咳嗽、体位变动等影响聚焦点变化的情况发生。体位发生变动后及时重新定位,以保证治疗的准确性。严密观察皮肤的变化,应将超声监控、局部触诊、问诊和实时观察来判断皮肤变化情况。早期(术后 6 小时内)应常规监测血压、脉搏、尿色、皮肤、面色、出汗情况、腰腹部症状及体征。避免或及时处理便秘、腹泻及剧烈咳嗽。术后 3 周内禁止剧烈运动或重体力劳动。

673. 高强度聚焦超声消融治疗肝癌的术后护理有哪些

高强度聚焦超声消融(HIFU)治疗结束后,根据所采用的麻醉方式进行相应的恢复期监护,直至生命体征平稳。仔细观察治疗区皮肤的颜色、温度、平整度、硬度等变化,必要时应给予降温、抗感染等治疗措施的干预。如果声通道经过胃肠道、膀胱等空腔脏器,需要注意腹部的体征,观察引流液的颜色变化,必要时给予冰盐水、肾上腺素、抗生素等灌注治疗及全身治疗。

674. 高强度聚焦超声消融治疗肝癌的术后并发症有哪些

术后可出现疼痛、发热、皮肤损伤、继发感染、反应性胸水或腹水等。

675. 超声引导经皮经肝胆管穿刺置管引流术的优势有哪些

超声引导下经皮经肝胆管穿刺置管引流术(UPTBD)因可经超声实时显示目标胆管及其周围结构(如较大血管)的毗邻关系,降低了损伤这些结构的可能性,显著提高了穿刺的准确性和安全性,加之操作简便,手术时间短,创伤小,可以在床旁施行,便于急诊、危重或高龄患者的治疗,同时减少了并发症发生的概率,在临床得到了广泛的应用,尤其可作为急性重症胆管炎患者首选的胆管引流术。

676. 超声引导经皮经肝胆管穿刺置管引流术的适应证是什么

梗阻性黄疸,超声示肝内胆管扩张,内径 5 毫米以上,需术前胆管减压或姑息性胆管引流者;梗阻性黄疸不能手术,亦无法施行ERCP或ERCP失败者;胆管梗阻合并化脓性胆管炎,特别是高龄和休克等危重患者,须紧急胆管减压引流者;肝内胆管内径4毫米左右,细针穿刺胆管抽吸出浑浊或脓性胆汁者;均为置管引流相对适应证。

677. 超声引导经皮经肝胆管穿刺置管引流术的禁忌证是什么

严重出血倾向者;全身衰竭者;肝前穿刺路径上有腹水者;无安全进针路径者;肝内胆管内径小于3毫米者;完全不能配合穿刺者。

678. 超声引导经皮经肝胆管穿刺置管引流术的术前准备有哪些

常规抽血检查血常规、血清四项、凝血四项、肝肾功能和电解质等生化指标;相关肿瘤标志物;必要时行血细菌培养＋药敏;清晨空腹进行为佳。

679. 超声引导经皮经肝胆管穿刺置管引流术的术中配合有哪些注意事项

医生会告知患者可能出现疼痛的时间点及程度,并请尽量配合,如疼痛感明显难以忍受时应告知操作医师,切勿突然大幅度变动体位。最佳体位为仰卧位或左侧卧位。

680. 超声引导经皮经肝胆管穿刺置管引流术的并发症有哪些

该技术安全、可靠,不良反应较轻微,并发症少,发生率在5%以内,严重并发症较少见。主要有:胆漏和胆汁性腹膜炎、胆管内出血、腹腔内出血、菌血症、胆管门静脉瘘、气胸等。

681. 什么是超声引导腹腔穿刺术

腹腔穿刺术是借助于穿刺针直接从腹前壁刺入腹膜腔的一项诊疗技术,多用于明确腹腔积液的性质,协助诊断;可减轻患者腹腔内的压力,缓解腹胀、胸闷、呼吸困难等症状,减少静脉回流阻力,改善血液循环;还可向腹膜腔内注入药物等。

682. 超声引导腹腔穿刺术的优势是什么

超声可以通过实时观察腹腔,清楚显示极少量及以上的积液。超声引导下可以准确地将穿刺针具植入腹腔中的预定部位抽取液体,尤其适于积液量较少、盲穿困难的情况。目前,超声引导下腹腔穿刺术已经在临床得到了广泛的应用,具有安全、快速、准确、操作简便等诸多优点,并且可以很方便地在床旁进行操作。

683. 超声引导腹腔穿刺术的适应证是什么

适合腹水原因不明,或疑有内出血者;大量腹水引起难以忍受的呼吸困难及腹胀者;需腹腔内注药或腹水浓缩再输入者。

684. 超声引导腹腔穿刺术的禁忌证是什么

有严重出血倾向;广泛腹膜粘连者;有肝性脑病先兆,包虫病及巨大卵巢囊肿者;大量腹水伴有严重电解质紊乱者禁忌大量放腹水;精神异常或不能配合者等。

685. 超声引导腹腔穿刺术的术前准备有哪些

常规抽血检查血常规,血清四项,凝血四项等指标;必要时查相关肿瘤标志物;穿刺前排空小便,以免穿刺时损伤膀胱;一次放液量过多可导致水盐代谢紊乱及诱发肝性脑病,因此要慎重。

686. 超声引导腹腔穿刺术的术中配合有哪些注意事项

医生会告知患者可能出现疼痛的时间点及程度,并请尽量配合。如疼痛明显难以忍受时应告知操作医师,切勿突然大幅度变动体位;在操作过程中,若感头晕、恶心、心悸、呼吸困难,应及时告知操作医师,以便及时处理。根据情况采取适当体位,如坐位、半坐卧位、平卧位、侧卧位等。

687. 超声引导腹腔穿刺术有危险吗

此项操作安全性高,不良反应及并发症均罕见,主要与患者原发病有关,可对症处理。

688. 超声引导盆腔肿物穿刺组织学活检术的适应证是什么

非介入性检查方法不能明确诊断的盆腔肿块;怀疑卵巢癌,但为临床晚期,拟行术前先期化疗,化疗前需明确肿物组织学诊断者;疑为晚期盆腔囊性恶性肿瘤,已失去手术机会,但腹水抽出液细胞学检查未查见癌细胞,不能明确诊断者。均可行超声引导下网膜穿刺活检。

689. 超声引导盆腔肿物穿刺组织学活检术的术前准备有哪些

患者本人签署治疗知情同意书及自愿接受超声引导下盆腔肿物穿刺组织学活检自愿书。查血、尿、便常规,凝血四项,血清四项。若采用经阴道穿刺,术前需行阴道清洁度检查,且在穿刺前患者需要排空膀胱,操作时取截石位。经腹壁盆腔肿物穿刺时,患者可以取平卧位或侧卧位。

690. 超声引导盆腔肿物穿刺组织学活检术的术中配合有哪些注意事项

穿刺时切记不要做大幅度的腹式呼吸,以避免穿刺过程中的意外发生。

691. 超声引导盆腔肿物穿刺组织学活检术的并发症有哪些

出血、肿瘤沿针道或腹腔种植,有报道经腹壁及经阴道肿瘤穿刺活检可引起沿针道种植,发生率为 $0.6\% \sim 1\%$。对高度怀疑晚期卵巢癌的病例,应尽量减少穿刺。

692. 子宫腔声学造影的原理是什么

其应用原理为向宫腔内注入液体后在宫腔病变周围形成了无回声液性区域,增大了宫腔与相邻组织间的声特性阻抗差,使得子宫内膜或病变边界和轮廓显示清晰,增加了超声对子宫内膜及宫腔内病变的诊断能力,使得常规超声不能清晰显示的病灶得以清晰显示。

693. 子宫腔声学造影的适应证有哪些

异常子宫出血:用常规经阴道扫查不能清晰显示子宫内膜结构时,并疑有宫内病变;产后、人工流产或引产后阴道流血,疑有妊娠组织残留者;阴道超声或子宫碘油造影怀疑宫内病变,子宫畸形或宫腔粘连者;评价绝经后无症状的子宫内膜;排除子宫腔因素引起的不孕;宫颈息肉;评价三苯氧氨治疗对子宫内膜的影响;术前宫内病变定位和决定肌瘤手术方式(如开腹手术切除或宫腔镜下切除);取节育器失败并怀疑宫内节育器嵌顿者。

694. 子宫腔声学造影的禁忌证有哪些

怀疑妊娠者;子宫腔积脓;盆腔感染性疾病;怀疑子宫内膜癌;对患有慢性盆腔炎、二尖瓣脱垂或其他心脏病变的患者,检查后应常规应用抗生素。

695. 子宫腔声学造影患者的配合有哪些注意事项

检查过程采用截石位或仰卧位,若高度怀疑妊娠者需做快速尿妊娠 HCG 实验。月经周期规则的女性,最好在月经结束后 5～7 天内或排卵期前期做这项检查,有不规则出血的患者应该在出血停止后立即检查。若在检查前出现阴道出血、宫颈有黄色黏液、疼痛或宫颈溢液等情况,应考虑发生感染,超声子宫造影检查应推迟,并采取相应的检查,待明确诊断并治疗后再进行造影检查。

696. 子宫腔声学造影的术后并发症有哪些

可能的并发症有感染、一过性腹痛、子宫穿孔、血管神经反射等。

第八章 介入诊疗患者的心理护理

697. 神经系统疾病患者的心理特点有哪些

神经系统疾病具有致残率和复发率高、康复期长的特点,患者容易产生特殊的心理压力,表现出焦虑、恐惧、发怒、悲观、抑郁和社会隔离等心理行为反应。即使病情稳定,看到自己半身不遂、语言障碍、生活不能自理、需要人照顾,也容易产生无价值感,甚至产生抑郁,常常抗拒治疗,对生活无兴趣。有的患者情感幼稚脆弱、行为退化、依赖性增强、认知障碍,严重者发展为痴呆。

698. 神经系统疾病患者介入治疗前的心理护理如何进行

(1)根据患者不同年龄、性别、职业、文化程度等差异,有针对性地向患者讲解有关介入治疗该疾病的基本知识及注意事项,重点讲解术中的注意事项和配合要求等,并对患者介绍一些有关手术医师的情况,充分肯定他们的技术,增加患者的安全感。

(2)向患者介绍介入手术室的环境、设备,如:大 C 臂机等,必要时拿介入手术室人员、设备相册让患者浏览,以消除患者对介入手术室陌生环境的恐惧感。

(3)观察患者的反应及精神状态,肢体活动情况,了解药物过敏史。

(4)介绍术前注意事项,如禁食水时间,需充分休息,术中将采取的体位等。

(5)进行疼痛的正性教育,对患者因疾病带来的痛苦应表达认同感和关心,向患者解释疼痛相关知识,帮助患者消除对疼痛的错误认识,增强信心,有利于挖掘自身的心理潜能,在疼痛控制上更好发挥自我效能,减轻由于心理因素带来的过度疼痛反应。对初次治疗者,向其说明术中刺激可能产生短暂的剧烈疼痛和不适感,争取患者配合,如有其他不适,要告知医师。询问患者不安和担心的事情,根据具体问题给予正确的解答,宣传疾病相关知识,介绍同种疾病患者手术效果,尽量多用鼓励性、安慰性语言,使其树立康复信心,进一步建立良好的护患关系,让患者觉得医护人员是可以依靠和信任的人。

699. 神经系统疾病患者介入治疗中的心理护理如何进行

进入介入手术室后再次核对患者,给患者盖好被子,调节室温,注意保暖,协助医师安置好患者体位,询问患者是否感到舒适,如有不适及时调整。在给患者进行一系列操作时,如,静脉输液,摆体位,进行麻醉穿刺,测血压,消毒,铺无菌单,都应该做好合理的解释,以免造成患者的恐慌。手术过程中,如果患者的意识是清醒的,心理护理就不能间断,巡回护士随时观察病情、经常询问患者的感受,及时回答患者提出的问题,适当报告手术进展情况,手术主要步骤完成后要及时告知患者,观察患者术中反应及患者的各项生命体征,有异常时及时向手术者报告,并遵医嘱及时给予处理,有助于患者放松情绪,在良好的情绪下完成手术。

700. 神经系统疾病患者介入治疗后的心理护理如何进行

介入治疗术后3天内,应对患者及时进行术后心理护理,了解患者对术前访视的反应及给予心理上帮助的效果,询问术中有无因体位的摆放不当而引起的不舒服。了解室温是否适宜,了解术后情况及症状是否缓解。根据患者不同的心理变化,做好主动细致的思想工作,以解除患者的心理问题。

701. 心脏及大血管介入治疗前患者心理状态如何

因为心脏及大血管介入手术是一种有创性的医疗手段,其手术效果、并发症的发生及康复时间等均有很大的不确定性,给面临手术的患者带来较大的心理反应。最常见的术前反应有焦虑、恐惧、抑郁、悲观、自卑、无助、依赖、睡眠障碍等。国内学者研究结果发现大多数择期手术、病情稳定的患者术前有明显焦虑占76%;必须手术和病情严重者术前顾虑较小占24%。

702. 心脏及大血管介入治疗时患者易出现哪些焦虑心理

术前焦虑的原因是多方面的。国内一般资料认为,患者对手术缺乏了解、顾虑重重、期待,导致焦虑和恐惧,这方面原因占90%以上。由于发病急、缺乏对疾病知识的了解,对心脏及大血管介入治疗缺乏充分的思想准备,担心介入治疗造成的躯体痛苦,担心术者的技术是否过硬及手术能否成功、会不会有并发症,怕发生意外,影响以后的生活和工作,给家庭亲友和单位带来麻烦或被人轻视,失去原有的待遇,以及对疾病的预后等恐惧、焦虑心理。

703. 心脏及大血管介入治疗时患者为什么易出现抑郁、悲观情绪

此类患者由于自身疾病原因对未来消极不安,担心以后的工作和生活受到影响,心理承受巨大的压力,有的甚至表现出退化行为,如哭哭啼啼、唉声叹气或对护理人员发脾气。特别是离退休干

部,社会角色和人际关系发生了变化,再加上自身疾病的折磨,自尊心受损,稍不如意,就固执己见,甚至拒绝饮食及治疗。

704. 心脏及大血管介入治疗时患者出现自卑无助心理的原因有哪些

此类患者由于家庭经济状况不佳,且介入治疗费用又高,患病后既增加家庭经济负担,又拖累家人,表现为孤独自卑,渴求得到关心、同情和帮助。

705. 心脏及大血管介入治疗时患者出现依赖心理的原因有哪些

患者往往由于心脏及大血管病发作,感到病情危重,生死难测,患者缺乏主见和信心,一切处于被动地位,不想活动,不思饮食,希望得到亲人和医护人员更多的关心和照顾,且事事都依赖别人去做。

706. 心脏及大血管介入治疗术前如何对患者进行心理护理

心理护理能稳定患者的情绪,增强患者战胜疾病的信心和勇气,消除患者的焦虑、抑郁和敌对等情绪,消除由于心理原因带来的躯体症状,从而提高手术治疗效果。

(1)对于恐惧、焦虑心理的患者:热情接待,关心体贴患者。责任护士加强巡视病房,耐心地倾听患者的主诉,了解患者的心理需求,及时为患者排忧解难。向患者作入院知识宣教,消除其对环境的陌生感,同时根据患者的年龄、性格、文化程度、社会地位、家庭经济状况及不同的个性心理特征,运用护理程序,制定符合个性化的健康心理指导计划,向患者和家属详细讲解冠心病的发病原因、冠心病介入治疗的目的、意义、手术方法、术前准备的内容和必要性、手术的周密安排及安全措施、术后的注意事项:如术后穿刺侧肢体平伸、制动,穿刺处压迫止血的时间及目的,术前及术后患者的饮食和用药指导等,或请已做过此类手术的患者现身说教,从患者自身的健康利益出发,使之认识到介入治疗十分必要,且医护人员非常可靠,从而消除患者对自身疾病、介入治疗的恐惧、焦虑心理,愉快地接受手术治疗。

(2)对于抑郁、悲观绝望心理的患者:应有高度的同情心,积极主动关心他们,耐心地做好说服解释工作,帮助患者树立战胜疾病、恢复健康的信心和勇气,增强患者心理的承受能力,让其认识到自身的社会地位和存在价值,正确对待疾病,同时动员家属的力量,让他们细心照料、尽心尽孝,使患者很快消除心理负担,愉快地配合治疗和护理。

(3)对于自卑、无助心理的患者:在巡视病房时,应尊重他们的人格,以良好的态度与患者进行交流,了解其思想动态,帮助患者解决实际问题。家庭经济实在困难者,我们为其减免部分治疗费用,捐款捐物,给患者以精神上的鼓励和支持,使患者以良好的心态对待疾病。

(4)对于依赖心理的患者:应有宽阔的胸怀,谅解患者的行为和语言,真诚地对待他们,给予他们热情的照顾和精心的护理,以稳定他们的情绪。同时做好患者家属的工作,取得家属的理解和情感支持,不要无故训斥、歧视他们。消除患者的思想顾虑,轻松地面对自身所患的疾病和介入治疗后出现的各种不良反应,变被动配合为主动配合。

(5)应用术前行为控制技术,及时减轻患者术前焦虑:帮助患者做放松、深呼吸、咳嗽练习能有效地对抗焦虑,是减轻术前焦虑和术中痛苦的最常用方法;可请一些手术成功的患者介绍经验。通过介绍效果良好的患者是如何克服术前恐惧,取得最好手术效果的事例,掌握一些战胜术前焦虑的方法;保持良好的手术环境。

理想的手术环境应保持整洁寂静,床单无血迹,手术器械要遮掩,医护人员谈话要温柔和蔼,遇到意外时要保持冷静,切忌惊慌失措大声喊叫,以免产生消极影响,引起患者紧张。

707. 心脏及大血管介入治疗手术后患者的心理状态如何

术前焦虑较重的患者,一般术后仍维持较高的心身反应,主要表现在以下几方面:

(1)术后心理负担过重,担心手术是否成功,手术目的是否达到。

(2)若是经股动脉穿刺的患者,术后穿刺股动脉侧肢体需制动24小时,长时间保持仰卧姿势,腰背部的肌肉往往出现酸痛,尤其是对腰部有疾患的患者来说十分难受。另外排便方式的改变尤其是一些前列腺疾患常常出现尿潴留,这些不舒适都会使患者出现焦虑烦躁情绪。

(3)此外,一些患者对手术结果的期望值过高,会出现不满情绪。

708. 心脏及大血管介入治疗术后如何对患者进行心理护理

(1)术后患者一回到病房,护士应立即告知手术完成情况,让患者放心。应多向患者传达有利信息,给予鼓励和支持,以免患者术后心理负担过重。术后应心电监护,严密观察血压、心率、心律、体温等生命体征,以及尿量及穿刺部位情况。

(2)经桡动脉入路者指导患者术后不需绝对卧床,可适当下床活动,但术侧肢体略高勿下垂,压力止血器压迫止血,定时放气减压,严密观察桡动脉伤口及出血情况。注意手部皮肤温度及颜色、伤口有无疼痛、渗血、出血以及手指、甲床颜色等,有异常及时汇报医师并做对症处理。

(3)经股动脉穿刺途径者,注意体位的护理。术后需绝对卧床,防止出血、血肿及下肢动脉血栓形成,应卧床 24 小时,术侧肢体保持平直,12 小时勿弯曲。特别是老年人,耐受力差,护士需向患者解释,术侧肢体弯曲会升高动脉压造成穿刺点出血,以获得患者和家属的主动配合。需注意观察术侧肢体末梢皮温、皮色及足背动脉的搏动情况,观察切口敷料有无渗血,若有渗血,及时通知医生,予以重新包扎压迫止血,若切口周围形成皮下血肿,需标明血肿范围以利于进一步观察。随时询问有无胸闷、胸痛、心悸等不适,观察心电监护有无心律失常及发生缺血性改变。

(4)帮助患者做好出院准备,大多数患者缺乏出院后的保健知识,故应向患者详细介绍出院后自我锻炼的知识以及饮食上的特殊要求,定期复查、复诊。

总之,在临床工作中要细心仔细观察患者的情绪变化、行为举止,及时发现问题并采取相应的护理措施,减轻患者的消极心理反应,使患者顺利度过手术难关,取得最佳手术效果,提高患者生活质量。

709. 肿瘤患者的心理特点有哪些

肿瘤患者由于病情、年龄、文化程度、社会经历等差异所表现的心理状态也不一样,特有的心理特征有:孤独抑郁、焦虑恐惧、消极绝望、稳定乐观,而稳定乐观类患者为少数,一般经历"否认-悲伤-接受"三个时期的矛盾斗争。

710. 肿瘤患者介入治疗前的心理护理如何进行

作为医护人员应理解患者的心理,对患者及家属要有极大的同情心,在临床护理中要根据患者的年龄、性别、职业、文化程度及性格特点因人而异地进行心理护理。详细向患者介绍肿瘤介入治疗的原理及该疗法具有微创、安全、不破坏解剖结构和生理功能的特点,介绍同类患者手术成功的经验,消除患者恐惧心理。另外,要向患者及家属介绍介入治疗的简单过程和可能发生的并发症,药物不良反应及防范措施与注意事项,消除思想顾虑,增强治疗信心以取得密切合作。

711. 肿瘤介入治疗过程中的心理护理重要吗

肿瘤介入治疗全过程的心理护理,对患者来说是整个治疗过程中重要的一个方面,它不但能提高患者战胜疾病的信心,而且可使患者积极配合医生进行介入治疗。做好心理护理应先了解患者的病情,并和患者交谈摸清情绪波动类型,才能给予有效的护理。根据患者不同的心理变化,主动做好细致的思想工作,以解除患者的心理问题,如精神紧张、悲观失望等,使介入治疗尽可能达到满意效果,以挽救患者的生命。

712. 肿瘤患者介入治疗中的心理护理如何进行

在术中密切观察患者的病情变化,发现反应及时处理。主动关心体贴和了解患者心理活动,多做解释,防止患者情绪波动,使患者心情平静、呼吸平稳、肌肉关节松弛,有利于股动脉的穿刺,使手术能够顺利进行。术中适时的关切询问,尽量用语言安慰病人,转移患者的注意力,保持患者良好的心理状态,对手术顺利进行帮助很大。

713. 肿瘤患者介入治疗术后的心理护理如何进行

介入治疗后,会产生一系列不良反应,包括恶心、呕吐、疼痛、发热等症状,统称为栓塞综合征。由于栓塞(或化疗药物)使肿瘤组织缺血、水肿和坏死,引起不同程度的手术后暂时疼痛,然而患者精神上的过度紧张和焦虑会使疼痛加重。患者常因此认为病情加重,治疗效果不好,烦躁不安甚至拒绝治疗。此时护士要体谅患者的心理状态,除对症处理外,应建立相应的护理措施,正确引导,给予耐心的解释和安慰。告诉患者疼痛是介入治疗中常见反应,经常巡视病室观察病情,察看伤口有无出血和渗出,观察术侧下肢足背动脉搏动情况,皮肤颜色、温度、感觉变化等,经常与患者交谈,鼓励患者增强战胜疾病的信心,使患者早日康复。